Mme A. CHARON

née WAHRHAFTIG

Docteur en Médecine

ÉTUDE

SUR

Les Thyroïdites

aiguës suppurées

TOULOUSE

Ch. DIRION, LIBRAIRE-ÉDITEUR

22, rue de Metz et rue des Marchands, 33

—

1914

ÉTUDE

SUR

Les Thyroïdites aiguës suppurées

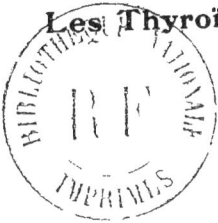

Mme Anna KHARON

née WAHRAFTIG

Docteur en Médecine

ÉTUDE

SUR

Les Thyroïdites aiguës suppurées

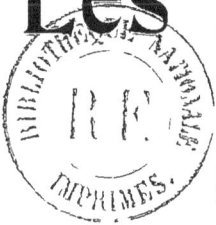

TOULOUSE

Cн. DIRION, LIBRAIRE-ÉDITEUR

22, rue de Metz et rue des Marchands, 33

—

1914

A MA MÈRE ET A MON PÈRE

Je n'oublierai jamais les sacrifices
que vous avez faits pour me permettre
de terminer mes etudes et je vous
dedie ce travail comme une faible
preuve d'eternelle reconnaissance

A MON MARI

Temoignage de profonde affection

A MES AMIS

A MON EXCELLENT BEAU-FRÈRE PAUL KHARON

A MONSIEUR SAINT-MARTIN

PROSECTEUR A LA FACULTÉ DE MÉDECINE
INTERNE DES HOPITAUX

A MON PRÉSIDENT DE THÈSE

M. le Professeur C. DAMBRIN

CHARGÉ DE COURS DE MÉDECINE OPÉRATOIRE

CHIRURGIEN DES HOPITAUX

SECRÉTAIRE GÉNÉRAL DE LA SOCIETE DE CHIRURGIE

DE TOULOUSE

A M. le Professeur RISPAL

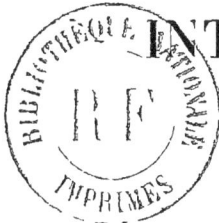

INTRODUCTION

Récemment, M le professeur Rispal publiait un cas de thyroïdite suppurée. M le professeur Dambrin, ayant eu l'occasion d'observer un cas semblable, nous a chargée d'étudier cette question et d'en faire le sujet de notre thèse inaugurale

Les cas de thyroïdite suppurée sont, en effet, particulièrement rares. Nous n'avons pu en trouver que 26 observations dans la littérature médicale française ou étrangère, et encore, certaines très incomplètes, ne sont pas absolument probantes, car s'il est classique aujourd'hui de distinguer *les thyroïdites* ou inflammations de la glande thyroïde saine et les *strumites* ou inflammation de la glande primitivement goitreuse, il n'en a pas toujours été ainsi Actuellement encore, le mot de strumite est employé de préférence dans les pays où le goitre est fréquent, tandis que le mot de thyroïdite sert souvent à désigner l'inflammation de la glande saine ou non, surtout dans les pays où le goitre est relativement rare, comme en France.

Cette distinction est cependant nécessaire, car les deux affections ne sont pas absolument identiques, et

2

c'est surtout dans le cas de thyroïdites ou de strumites suppurées qu'il est bon de les différencier La suppuration d'un goitre n'est, somme toute, qu'une complication de ce goitre relativement fréquente et parfaitement bien étudiée

Nous laisserons de côté les strumites suppurées, ainsi que les thyroïdites aigues non suppurées, bien connues depuis quelques années Nous ne nous occuperons que des *thyroidites aigues suppurées,* mais véritablement, cliniquement suppurées et non de celles où, comme dans un cas de Parisot, on a trouvé à l'autopsie deux petits abcès gros comme des têtes d'épingles. La tuberculose, la syphilis, l'actinomycose thyroïdiennes qui font l'objet de chapitres spéciaux en pathologie ne seront pas envisagées dans cette thèse

Les thyroïdites aigues suppurées méritent d'être étudiées isolément, car elles ont une allure clinique, une évolution spéciales, et elles nécessitent un traitement chirurgical simple, qui amène rapidement la guérison Elles diffèrent pas bien des points des strumites suppurées.

Nous donnerons, d'abord, les observations que nous avons recueillies et nous en déduirons les caractères des thyroïdites aigues suppurées

Nous diviserons ainsi notre sujet

CHAPITRE PREMIER

Historique

Aucun auteur ne s'est occupé spécialement des thyroïdites aiguës suppurées et les observations en sont éparses dans la littérature médicale au milieu des nombreuses observations de goitres suppurés ou des simples thyroïdites aiguës Aucune étude d'ensemble n'a été faite sur ce sujet, nous verrons qu'elle méritait de l'être.

L'historique se résume donc à l'énumération des observations, puisque aucun auteur n'y a encore attaché une importance spéciale, et que les cas observés sont publiés au milieu d'autres. Nous ne ferons pas cette énumération renvoyant pour cela au chapitre « *Observations* », où nous avons classé celles-ci par rang d'ancienneté.

Cependant, nous rappellerons très brièvement l'historique des inflammations thyroïdiennes Pour plus de détails, nous renvoyons à l'article de *Bérard* dans le *Traité de Chirurgie* de *Le Dentu et Delbet*, à l'excellente revue de *Jeanselme* ou encore à l'article de *Lecène* et *Metzger*.

Jusque vers 1850, les observations que l'on trouve se

rapportent à des goitres suppurés Nous devons citer le
cas de *M -A Séverin* (1643), de *Mauchart* (1712), de
J -L Petit (1777), de *Zipp* (1807), de *Baillie* (1812), de
Walther (1817), de *J -P. Franck* (1820). En 1842, *Schœ-
ninger* signale divers modes de terminaison des thyroïdites et mentionne quelques particularités étiologiques
intéressantes.

En 1856, paraît la thèse de *Baumann* sur la suppuration de la glande thyroïde et, en 1862, son maître,
Lebert, résume la question de l'inflammation de cet
organe, en s'appuyant sur 5o observations dont 22 goitres En France, c'est *Bauchet* qui, le premier, fait con-
naître la question en 1857 par un mémoire intitulé
« *De la thyroïdite (goitre aigu) et du goitre enflammé
(goitre chronique enflammé)* » s'appuyant sur 5 observations Son observation IV concerne peut-être un cas
de thyroïdite aiguë, mais elle ne nous paraît pas suffi-
samment probante, pour que nous puissions la rapporter.

Quoi qu'il en soit, la distinction était faite, sans les
noms, il est vrai, entre les thyroïdites et les strumites,
mais les deux mots furent longtemps employés l'un
pour l'autre C'est alors qu'arrivent les observations de
Martinache (1861), *Bron* (1862), *Laveran* (1869), *Laure*
et *Fochier* (1873) Dans la thèse de *Détrieux* (1879) sont
rapportées 8 observations de thyroïdites aiguës au cours
de diverses infections, et parmi elles, trois concernent
des thyroïdites aiguës suppurées Cette période peut
être considérée comme la phase *anatomo-clinique.*

Puis, apparurent les doctrines microbiennes et de

nombreux travaux précisèrent l'étiologie et la pathogénie des inflammations thyroïdiennes En 1883, *Wolfler*
signala, le premier, la présence de micro-organismes
dans le pus d'abcès thyroïdien et, en 1887, *Nepveu* en
trouva dans une thyroïdite puerpérale Cette phase *étio-*
logique est marquée par les travaux de *Pinchaud* et de
Demme en 1881, de *Gérard-Marchand* et de *Wolfler* en
1883, de *Charvot* en 1890, qui rapporte, sous le nom de
goitres sporadiques infectieux, des thyroïdites aiguës,
de *Colzi*, de *Rascol* en 1891, de *Tavel* et de *Basso* en
1892 En 1895, paraît l'excellente revue de *Jeanselme*
Thyroïdites et Strumites infectieuses qui met au point
la question Malgré cela, les strumites et les thyroïdites
sont toujours sinon confondues, du moins placées côte
à côte On cherche surtout l'agent causal, c'est la phase
bactériologique

Puis, les importants travaux de *Roger* et *Garnier,* en
1898, étendirent ces notions étiologiques aux états
infectieux et toxi-infectieux et, avec eux, *Forri, Perrin*
et *Dide, Crispino,* étudièrent l'état de la glande dans les
diverses infections et montrèrent que ces manifestations larvées, qui ne se traduisent en clinique que par
des signes peu précis, peuvent amener des altérations
définitives plus ou moins profondes du parenchyme
glandulaire et, ainsi, être une des principales causes du
myxœdème acquis Récemment, *Parisot* (1910) a décrit
les troubles cardio-vasculaires qui font suite aux thyroïdites.

Dans ces dernières années, on a surtout groupé les
observations suivant leur étiologie C'est ce qu'ont fait

Coissard, Chesnay en 1902, *Krause* et *Hartog* en 1903, *Rispal* en 1913, pour la thyroïdite ou strumite post-typhique, *Heddœus* (1897), *Honsell* (1898), *Letulle* et *Leconte* (1909), pour les infections à pneumocoques; *Gaillard, Smelton,* en 1895, pour la grippe, *Lecène* et *Metzger* (1910), pour la thyroïdite puerpérale; *Ausset, Vincent,* pour le rhumatisme, *Dunger* 1907, de *Quervain* 1902, s'occupaient des thyroïdites non suppurées En 1911, *Robertson,* en Angleterre, publiait une étude sur la question.

Mais, ainsi que nous l'avons dit, les observations des thyroïdites aiguës suppurées n'ont pas spécialement attiré l'attention, et elles se trouvent éparses dans la littérature Certaines sont incomplètes et parfois douteuses, nous avons rejeté les moins sûres, et si nous en rapportons quelques-unes qui soient des observations de strumites, cela prouvera encore plus la rareté de l'affection que nous étudions.

CHAPITRE II

OBSERVATIONS

OBSERVATION I (inédite)

Due à l'obligeance de M le professeur Dambrin.

L (Auguste), cordonnier, âgé de 21 ans, né à Toulouse, entré le 17 août 1906 à l'Hôtel-Dieu de Toulouse, salle Notre-Dame, dans le service de M. le professeur Caubet

Antécédents héréditaires. — Père mort, il y a un mois et demi, à la suite d'une hémorragie cérébrale Mère morte, il y a quatre ans et demi, d'une pneumonie.

Collatéraux. — Deux frères en bonne santé

Antécédents personnels — Pas de maladie de l'enfance.

Vers l'âge de huit ans, il fait une chute sur le genou qui détermine probablement une luxation d'où évolueront des lésions tuberculeuses. Actuellement, raccourcissement de ce membre avec rotation en dehors Impotence fonctionnelle complète

Maladie actuelle — Entré dans le service de M le professeur Caubet le 17 août 1906 Vers le 5 ou 6 août, le malade présente une éruption furonculeuse sous le bras droit, au niveau du creux axillaire Le lundi, 13 août, pendant la journée, violente céphalalgie accompagnée d'une fièvre Vomissements alimentaires Le mardi, les douleurs de tête persistent, dans la soirée, le malade éprouve une sensation de brûlure au niveau du pharynx Le lendemain, dysphagie En même temps, les maux de tête paraissent diminuer, la gêne à la déglutition augmente Le mercredi, le jeudi, le cou commence à s'enfler Le malade entre dans le service le vendredi

Examen du malade, le 17 août Légère rougeur au niveau du pharynx Pas de ganglions sous-maxillaires *Température*, 39°2 On observe une augmentation du volume de la région antérieure du cou, siégeant au niveau du corps thyroïde La tumeur est lisse, dure, irrégulière, le lobe droit de la glande étant plus gros que le lobe gauche La région de l'isthme participe à cette hypertrophie La peau est tendue au-dessus de la tumeur, mais elle est mobile sur le plan sous-jacent La tumeur n'est pas immobilisée par la contraction des sterno-cleido-mastoïdiens A la déglutition, elle suit les mouvements du pharynx

Appareil respiratoire — Normal

Cardio-vasculaire — Normal

Diagnostic — Thyroïdite

Traitement — Gargarismes à l'acide thymique, compresses imbibées d'alcool au niveau du corps thyroïde

17 août température, 39°2, (pyramidon 0,50 le 18 août

18 août température, 39° 2

19 août température, 39°6 (pyramidon 0,50).

20 août température, 40°1, pas de pyramidon.

21 août, pas d'albumine dans les urines

Le malade passe, le 22 août, salle Saint-Maurice, n° 8, dans le service de M le professeur Jeannel, suppléé par M le docteur Dambrin On lui administre une purgation pour combattre sa constipation, on donne de la quinine et de l'antipyrine, et on fait, sur la partie antérieure de son cou, des pansements humides Le 24, on fait dans la thyroïde, au niveau du point le plus saillant, deux ponctions exploratrices qui n'ont pas ramené du pus La tuméfaction du cou persiste, il y a toujours de la chaleur, de la douleur, et un peu de rougeur Il n'y a pas de fluctuation Les pansements humides sont continués La température, normale le matin, monte le soir à 38° 2, en moyenne Le 29, on constate de l'œdème de la peau, la coloration des téguments est rouge-violacé, à l'union du lobe droit et de l'isthme, et il existe à ce niveau un point fluctuant Le soir, 38°5

Opération le 30, par M le docteur Dambrin Anesthésie à la cocaïne Incision oblique en bas et en avant, pratiquée sur la région fluctuante, au niveau du lobe droit du corps thyroïde, longue de 5 centimètres environ Le bistouri doit traverser une épaisseur de tissus de 1 centimètre et demi environ avant d'arriver sur l'abcès La pointe de la sonde cannelée pénètre dans la poche purulente et le pus s'écoule au dehors, sans pression Celui-ci est jaune-brunâtre sans odeur L'ouverture de l'abcès est agrandie aux ciseaux, la sonde cannelée alors explore la cavité qui est infractueuse Cette cavité a les dimensions d'une petite mandarine, et est manifestement creusée dans l'épaisseur du tissu thyroïdien La partie profonde de l'abcès répond à la face latérale droite du cartilage thyroïde sur lequel la sonde vient buter On recueille du pus avec une pipette stérilisée. Drainage avec un gros drain de caoutchouc L'hémorragie a été insignifiante Pansement humide à l'eau oxygénée A la suite de l'opération, les phénomènes douloureux ont disparu et le malade se déclare très soulagé Chaque jour le pansement est refait Le drain est enlevé le sixième jour Le pus, examiné par M le docteur R Cestan, contient *des staphylocoques* La température revient rapidement à la normale Le gonflement du cou disparaît et le malade soit, complètement guéri, le 14 septembre 1906

OBSERVATION II

Rispal, 1913

Thyroïdite suppurée à bacilles d'Eberth
sans fièvre typhoïde.

L'auteur rapporte un cas personnel de thyroïdite suppurée, survenue d'une façon en apparence primitive, c'est-à-dire non précédée d'une fièvre typhoïde cliniquement reconnue Il est à remarquer que, dans le cas particulier, cette localisation s'est produite en l'absence d'un goitre antérieur

Une jeune femme de 24 ans entrait, le 5 octobre dernier, dans notre service de l'Hôtel-Dieu pour une tuméfaction douloureuse de la région thyroïdienne. On apprenait, en l'interrogeant, qu'elle n'était *pas atteinte de goitre* et n'avait jamais été malade. Elle souffrait depuis un mois, à la suite d'un refroidissement, de douleurs au niveau de la partie médiane et antérieure de la base du cou qui s'irradiaient vers la région latérale droite jusque dans l'oreille. Malgré ses souffrances et une fatigue générale, elle continua, pendant quinze jours encore, son travail de modiste, mais fut alors prise de frissons suivis de fièvre vive, de céphalée, de vomissements et d'un peu de diarrhée qui l'obligèrent à s'aliter pendant huit jours. Pendant ce temps, la région sous-hyoïdienne commence à se tuméfier en même temps que les douleurs deviennent de plus en plus vives, accompagnées de gêne de la déglutition, de toux et de dyspnée Un médecin de la ville, consulté à ce moment, déclara qu'il s'agissait probablement d'une inflammation aigue de la glande thyroïde et prescrivit des compresses humides chaudes et des cachets calmants.

C'est alors que la malade vint à l'hôpital, la tête penchée en avant, immobilisée par la douleur, tandis qu'on apercevait au niveau de la partie médiane et antérieure de la base du cou une saillie arrondie, du volume d'une petite pomme, recouverte d'une peau tendue et violacée A la palpation, on sentait une tumeur fluctuante à son centre avec empâtement périphérique, suivant les mouvements d'élévation et d'abaissement de la trachée pendant la déglutition et très douloureuse Il n'existait pas d'autre symptôme qu'une légère fièvre, 38°4, et un peu d'embarras gastrique.

Le diagnostic d'abcès thyroïdien n'était pas douteux et une ponction exploratrice à la seringue de Pravaz permit tout de suite d'aspirer, quoique avec difficulté, quelques gouttes de pus très épais destiné à l'examen bactériologique Une petite incision pratiquée le lendemain donna issue à une notable quantité de pus louable, jaune-verdâtre, et fut suivie d'un lavage de la cavité de l'abcès avec une solution d'eau oxygénée Au bout de deux jours, la température était retombée à 37°, les douleurs avaient cessé, l'appétit revenait sans que la cicatrication et la guérison rapides fussent troublées par le moindre incident

L'examen microscopique du pus sur frottis colorés par les méthodes ordinaires ne montra que des polynucléaires en voie de destruction sans qu'on pût découvrir des bactéries En revanche, l'ensemencement dans du bouillon donna, en vingt-quatre heures, un trouble avec ondes moirées et, sur gélose, plusieurs colonies arrondies, minces et transparentes En examinant au microscope sans coloration une goutte de ce bouillon, on apercevait exclusivement un petit bacille très mobile qui se colorait facilement par les couleurs basiques d'aniline et ne prenait pas le Gram Les cultures faites en gélatine, pommes de terre, dans le bouillon lactosé-carbonaté, dans le lait tournesolé, dans le petit lait tournesolé de Petruschky et dans l'agar glucosé au rouge neutre présentèrent tous les caractères propres au *bacille d'Eberth* La réaction de l'indol était également néga-

tive Enfin, ce bacille était agglutiné au 1/500me par le
sérum antityphique de l'Institut Pasteur et le sérum
sanguin de la malade agglutinait au 1/60me son propre
bacille, ainsi qu'un échantillon de bacille d'Eberth conservé au laboratoire pour le séro-diagnostic Il s'agissait
donc, à n'en plus douter, d'une thyroïdite suppurée à
bacilles d'Eberth, en apparence primitive, c'est-à-dire
non précédée d'une fièvre typhoïde dont la nature
n'avait même pas été soupçonnée par l'examen clinique
et que seules les recherches bactériologiques ont permis
de rattacher à sa véritable cause.

OBSERVATION III

Bron 1862 (*in* Détrieux.)

Thyroïdite primitive terminée par suppuration

Dans la salle Sainte-Anne, n° 21, est entrée, le
14 décembre 1861, une malade âgée de 23 ans, qui a
une tumeur assez volumineuse sur la partie gauche du
cou Cette femme, habituellement bien réglée et bien
portante, fait remonter le début de son mal à neuf
jours. Voici, en deux mots, comment elle raconte ce qui
lui est survenu. Il y a neuf jours, elle s'est exposée au
froid ayant ses règles, elles se sont arrêtées. Deux jours
après, elle a eu des malaises mal définis, de la douleur à
l'épigastre, de violents maux de tête, une courbature
générale et un état fébrile continuel. Pendant quatre

jours, elle a eu des frissons, surtout le soir. A la suite
d'une transpiration provoquée par des accès de fièvre,
et après une application de sangsues faite aux cuisses,
les règles ont reparu C'est à ce moment que le cou a
grossi En moins de vingt-quatre heures, le côté gauche
a acquis un volume tel que la saillie du menton et de la
mâchoire ont disparu, la tuméfaction s'étendait à toute
la partie gauche du cou et se prolongeait jusque sur la
poitrine Toute cette région était chaude, tendue, douloureuse au moindre contact. Tout mouvement était
impossible et la déglutition très gênée Quand elle est
entrée à l'hôpital, huit jours après le début du mal, le
cou était encore volumineux, mais il se dessinait dans sa
forme La tumeur était moindre, et la saillie limitée au
côté gauche à la région thyroïdienne Elle occupait un
espace grand comme la paume de la main Elle était
d'un rouge sombre, douloureuse au toucher, fluctuante
au centre Le mal, assez bien circonscrit, s'étendait jusque sous la clavicule, il était entouré d'un œdème bien
marqué La déglutition n'était pas gênée, la respiration
s'accomplissait assez bien, et la parole, un peu faible,
était naturelle Du côté droit, la glande thyroïde est un
peu volumineuse, mais ne fait pas saillie La malade
nous affirme, du reste, qu'elle ne s'est *jamais* aperçue
qu'elle avait le *cou gros* Le gonflement s'est limité et la
fluctuation est devenue de plus en plus évidente Trois
jours après son entrée, on a ouvert l'abcès et, au bout
de quelques jours, cette malade a quitté l'hôpital parfaitement guérie

OBSERVATION IV

Laveran 1869 (in Charvot.)

Un soldat, âgé de 25 ans, entre à l'hôpital Saint-Martin le 29 septembre 1869, porteur, depuis quatre jours, d'un goitre aigu. La thyroide est tuméfiée, douloureuse, à la pression, fièvre modérée, traitement antiphlogistique et résolutif. La fièvre tombe bientôt, la douleur disparaît au niveau de la thyroide, mais le goitre persiste.

Etat général satisfaisant pendant dix jours. Le 15 octobre, apparaissent les symptômes caractéristiques d'une *fièvre typhoide* d'assez forte intensité (40°5 le soir).

Le 28 novembre, en pleine convalescence, le malade voit son goitre, qui avait notablement diminué de volume, augmenter de nouveau La tuméfaction porte surtout sur le lobe droit du corps thyroide Pas de douleur. Pas d'œdème ni de rougeur à la peau

Le 3 décembre, notre homme crache tout à coup du pus en grande quantité mêlé à un peu de sang. La tumeur s'affaisse et disparaît rapidement Il se trouve soulagé. Et, après avoir craché un peu de pus dans les jours qui suivent, il quitte l'hôpital, le 10 décembre, dans un état très satisfaisant.

OBSERVATION V

Détrieux 1879.

Thyroidite primitive suppurée.

M. le docteur Blanchard a bien voulu me permettre
d'examiner avec lui la malade, une de ses clientes, qui
fait le sujet de cette observation

Mme L . , âgée de 44 ans, n'ayant jamais été malade,
toujours bien réglée, fut prise d'un *refroidissement*
vers le milieu du mois de décembre de 1878 M le docteur Blanchard, appelé le 24 à lui donner des soins,
constate une *amygdalite*, provoquant une douleur
légère au moment de la déglutition, la nuque est aussi
endolorie Le 25, à sa visite, les gargarismes émollients
et les sinapismes ordonnés la veille ont amené une amélioration sensible du côté de la gorge Mais la malade se
plaint, en ce moment, de deux points douloureux, l'un
à droite, l'autre à gauche du larynx A ce niveau, nous
constatons deux parties légèrement tuméfiées, séparées
par un sillon médian formé par le larynx et la trachée
Il y a un peu de dyspnée, pas de gêne appréciable dans
la déglutition Le mouvement ascensionnel des deux
lobes avec le larynx, quoique peu marqué, se perçoit en
essayant de comprimer le sillon médian Absence de fièvre. Solution d'iodure de potassium au 1/20me, une cuil-
lerée à bouche, matin et soir Pommade à l'iodure de
plomb. Purgatif sulfate de magnésie, 35 grammes. Cet
état reste stationnaire pendant quelques jours. 12 jan-

vier 1879, à partir de cette époque, les lobes tuméfiés augmentent de volume; la pression provoque une douleur excessive à droite et à gauche du larynx, mais non sur la ligne médiane Le 14, il y a de la rougeur; la tumeur est fluctuante, ce qui nous fait redouter la suppuration. Les mouvements de la tête sont gênés et provoquent de la douleur, il y a moins de difficulté pour respirer. Le sillon qui sépare les deux lobes, ou isthme médian, est aujourd'hui des plus marqués, sa direction est verticale; il va du cartilage thyroïde au bord supérieur du sternum. Le 18, la malade est prise d'un frisson avec claquement de dents, pendant quinze minutes environ. Pouls à 112°. Sulfate de quinine, 0,50 centigrammes par jour. Potion avec alcoolature d'aconit, 2 grammes. La fluctuation du côté gauche du larynx est manifeste sur une étendue de 4 centimètres

Le 19, M le docteur Tillaux est appelé en consultation et diagnostique lui aussi une thyroïdite bi-latérale primitive. Un large vésicatoire est appliqué sur le cou Le 22, la peau s'amincit à la partie gauche supérieure, et l'abcès s'ouvre de lui-même le 23 au soir. Écoulement d'un pus bien lié, mêlé par instants de grumeaux de sang noir. La partie droite est toujours rouge, enflammée et probablement formera un abcès à son tour. La partie gauche est dégonflée. Il est bien certain, d'après l'ensemble des symptômes constatés, que nous avons eu affaire à une thyroïdite occasionnée par un refroidissement et terminée par suppuration.

3 février. Comme nous l'avions présumé, le lobe droit a aussi formé un abcès qui s'est ouvert spontanément ce

matin. Il en sort un liquide huileux, assez abondant, mêlé de quelques grumeaux de pus La secrétion continue, mais toujours en diminuant, jusqu'à ce jour, 15 février, où il ne s'écoule plus rien de l'abcès Tout gonflement a disparu des deux côtés La malade est parfaitement guérie.

OBSERVATION VI

Détrieux, 1879.

*Thyroïdite primitive suppurée survenue pendant
la convalescence d'une fièvre typhoïde*

Rouget (Marie), 38 ans, journalière, entre le 27 novembre 1876, à la Pitié, salle Saint-Charles, on diagnostique une fièvre typhoïde à son arrivée, effectivement, elle ne dormait pas depuis cinq ou six jours, elle a eu de la céphalalgie frontale, des nausées, de la constipation, des épistaxis fréquentes Etat actuel : elle est d'une grande faiblesse, a du gargouillement dans la fosse iliaque droite, des râles sibilants, du délire, de nouvelles épistaxis, des palpitations, des signes de paresie cardiaque On lui donne une potion avec digitale, 1 gramme extrait de quinquina et eau-de-vie. Vers le 15 décembre, elle entre en convalescence, mais, depuis quinze jours, elle souffrait, ne pouvant déglutir qu'à grande peine, difficulté dans la phonation, toux, surdité. Il se développe une inflammation avec gonflement dans le lobe droit; cette tumeur présente le mouvement ascensionnel concomitant avec le larynx; dyspnée légère, douleur à la pression très intense. Application de sangsues Cataplasmes 1ᵉʳ janvier 1877 Tumeur disparue à droite, mais la phlegmasie a gagné le lobe gauche, peu volumineux encore, rouge et douloureux; grande gêne de la phonation et de la déglutition. Le 2, incision d'où s'échappe un flot de pus; mèches pendant huit jours, amélioration notable; la gêne a disparu. La mèche pénètre de 3 à 4 centimètres (formation d'un trajet fistuleux).

Le 9 Suppression de la mèche, cataplasmes Résolution de l'inflammation, il y a cependant un peu d'insomnie

Le 20 La tuméfaction thyroïdienne est à peu près dissipée, le trajet fistuleux presque comblé Etat général bon.

2 février La malade est complètement guérie

OBSERVATION VII

Boucher, 1886 (*in* Charvot).

Un soldat est dirigé, le 10 août 1882, sur l'hôpital de Kairouan, convalescent de *fièvre typhoïde*, avec un goitre La glande thyroïde tout entière est gonflée, mais le lobe gauche, surtout, est volumineux. Œdème diffus du cou sans rougeur de la peau La dyspnée, supportable le jour, augmente la nuit; température, 39°2; état général, mauvais Le malade dit n'avoir *jamais eu de poussée goitreuse* avant sa maladie

Peu à peu, la fièvre tombe, le lobe droit diminue et reprend ses proportions normales, mais le gauche continue à grossir La dyspnée persiste Le 15 août, la fièvre se rallume, 38°9 Frissons irréguliers, dyspnée inquiétante Tout fait penser à la fonte purulente du lobe gauche de la thyroïde, dans l'épaisseur de la tumeur, on commence à percevoir un peu de fluctuation.

M Boucher se décide alors à intervenir ; une large incision de l'abcès donne écoulement à un flot de pus couleur chocolat, mêlé de caillots noirs d'une odeur fétide Pansement antiseptique Pendant plusieurs jours, le pus coule en quantités énormes Le gonflement du cou et de la thyroïde diminue La fièvre cède, l'appétit revient Le 7 septembre, l'homme est en assez bon état pour être envoyé en congé de convalescence Le cou a repris son aspect normal Il ne persiste qu'un petit pertuis fistuleux qui laisse encore suinter un peu de pus.

OBSERVATION VIII

G. Marchand, 1891.

Thyroïdite à pneumocoques.

J'ai observé une thyroïdite suppurée survenue à la suite d'une pneumonie chez une femme de 72 ans. Trois

semaines après la pneumonie, se déclarent une douleur
et un gonflement portant manifestement sur le corps
thyroïde Au premier abord, les signes faisaient crain-
dre un néoplasme mais, bientôt, il devient évident qu'il
y avait un abcès Je ferai remarquer que cette femme
n'avait *pas de goitre,* on lui avait seulement dit, quand
elle avait 18 ou 20 ans, que son cou était un peu gros.
Mais, depuis, aucun accident de ce côté. Le pus fut
recueilli avec les précautions voulues, et l'examen bactériologique, fait par M Moïax, a démontré la présence
de pneumocoques Je n'ai pas pu trouver d'autres observations semblables, et je crois devoir mettre ce fait en
parallèle, par exemple, avec le fait de thyroïdite typhoï-
dique, due au bacille d'Eberth, récemment publié à
Genève, par MM. Kummer et Tavel.

OBSERVATION IX

Lannelongue (in Rascol), 1891.

Ostéomyélite de l'extrémité supérieure du tibia droit.

*Arthrite purulente du genou gauche; abcès de la
région thyroïdienne (Staphylococcus aureus).*

Camille Barbier, garçon, âgé de 1 an, entré le 18 juillet 1890 Gros rhumes de temps à autre. *Rougeole* au
mois de juin 1890 Actuellement, *gourme* dans les che-
veux; *écorchures* dans le pli interfessier, derrière
l'oreille.

Il y a huit jours, gonflement dans le genou gauche et l'extrémité supérieure de la jambe.

Pas de rougeur de la peau ni d'œdème bien marqué

Il y a deux jours, douleur à l'extrémité supérieure de la jambe droite, gonflement, œdème, rougeur, etc , tous les signes d'une *ostéomyélite*

Opération — Tibia droit dénudé sur une grande étendue Trépanation Pus très abondant dans le canal médullaire Articulation du genou gauche, épanchement purulent avec grumeaux. L'articulation communique avec un abcès de la face externe de la jambe Fusée purulente vers le mollet On ne trouve pas de dénudation sur la face externe Drainage Pas de trépanation du tibia Quelques jours après, abcès maxillaire. Ostéomyélite du maxillaire inférieur du côté droit

20 août Incision d'une collection siégeant au niveau de la membrane thyro-hyoïdienne

Examen bactériologique

18 juillet Ostéomyélite du tibia droit·
Ensemencement sur gélose ; aureus
Ensemencement bouillon trouble
Ensemencement gélose sans peptone strie.
18 juillet Arthrite du genou gauche ·
Ensemencement sur gélose aureus.
Ensemencement bouillon trouble
Ensemencement gélose sans peptone strie,

23 juillet   ensemencement gélose avec la gélose du 18 · aureus

27 juillet   ensemencement gélatine avec la gélose du 23   liquéfaction rapide

23 août   *Abcès thyroïdien*

Ensemencement sur gélose   aureus

Ensemencement bouillon   trouble

Ensemencement gélose sans peptone   strie épaisse et taches jaunes à la surface

OBSERVATION X

Basso, 1892.

Le 20 juillet 1889, est admise d'urgence, salle Valleix, n° 1, dans le service de notre maître le docteur Landouzy, la nommée X .., 21 ans Il est malheureusement impossible d'obtenir des renseignements de la malade sur ses antécédents héréditaires ou personnels; elle est complètement aphone Cependant, nous avons pu savoir, d'une personne qui l'avait accompagnée à l'hôpital, qu'elle avait *accouché* pour la première fois, il y a un mois, et qu'au bout de quelques jours, elle aurait repris son travail de domestique Elle n'a *pas remarqué qu'elle eût*, avant sa maladie actuelle, *le cou plus développé* que de coutume, et elle l'a vue malade depuis cinq à six jours Actuellement, l'état de la malade est

très grave La température atteint 40°2, le pouls est à
130; la respiration est extrêmement gênée, c'est de l'or-
thopnée Le nombre des mouvements respiratoires
s'élève à 40, avec cela le facies est vultueux, les veines
du cou dilatées et saillantes Cette gêne considérable de
la respiration, symptôme qui nous frappe le plus, est en
rapport avec une tuméfaction du volume d'une grosse
mandarine siégeant à la partie inférieure du cou Si on
examine avec soin la tumeur, pour chercher à préciser
ses limites, on constate que celle-ci existe au niveau de
la partie antérieure du cou, dans la région sous-hyoïdienne, dans l'espace qui existe entre les deux sterno-
mastoïdiens; on remarque, en outre, que son maximum
de développement correspond au côté gauche du cou.
Sa forme est médiocrement dure, élastique, un peu
mobile, pouvant être déplacée latéralement, et se dépla-
çant spontanément dans le sens vertical lorsqu'elle obéit
aux mouvements du larynx Il existe, à ce niveau, une
élévation facilement appréciable de la température
locale La peau est parfaitement mobile sur la tumeur
sous-jacente La pression exaspère violemment la dyspnée, en sorte qu'il nous est impossible de pouvoir affirmer que la fluctuation existe En arrière et à gauche, la
tumeur paraît se prolonger sous le sterno-mastoïdien.
On constate encore une sensibilité vive à la pression au
niveau du bord postérieur de ce muscle, dans le triangle
sus-claviculaire En bas, la tumeur a pour limite la clavicule et la fourchette du sternum, en haut, elle se perd
en pointe sous le sterno-mastoïdien Si on examine la
tumeur, de profil, on voit qu'elle est soulevée par des

battements artériels En l'auscultant avec le stéthoscope, celui-ci est fortement soulevé et on perçoit les battements sans aucun bruit de souffle. La pression de l'instrument est excessivement douloureuse, de sorte que cet examen est difficile On ne trouve rien du côté de la gorge, quoi qu'il existe une dysphagie absolue Rien non plus du côté des poumons, du cœur, de l'abdomen Le lendemain matin, persistance des mêmes phénomènes Le docteur Landouzy pense qu'une intervention est nécessaire, et il fait prier le docteur Blum de vouloir bien se rendre auprès de notre malade Malheureusement, elle succomba avant d'avoir reçu le secours de la chirurgie

Autopsie Le lobe gauche du corps thyroide est transformé en une *poche purulente* le lobe droit, un peu augmenté de volume, renferme également un peu de pus sanguinolent en son centre La trachée est un peu déformée. Les poumons sont sains Le cœur présente au niveau du ventricule gauche et sur un des muscles papillaires deux petits abcès miliaires. On trouve également des petits abcès miliaires sur les deux reins qui sont fortement congestionnés. Le foie est gros, mou L'intestin est normal, ainsi que l'utérus et ses annexes L'examen bactériologique, fait par M. Legraud, a démontré dans le pus la présence du *streptococcus pyogenes*.

OBSERVATION XI

Tavel, 1892 (*in* Sabitt).

*Thyroidite pneumococcique à la suite d'embarras
gastrique.*

Une malade de 20 ans, présentant le premier jour de
sa maladie de la cépalalgie, manque d'appétit et vomissements; le lendemain, s'ajoutaient de la lassitude et des
frissons; le troisième jour, des points au côté droit du
cou, et des douleurs dans la déglutition, percevant en
même temps un gonflement du côté droit du cou, faisait des compresses cependant, le cou s'épaissit et il y
a dyspnée. L'année précédente, elle avait eu le typhus
et la pneumonie, à part cela, bonne santé Pouls, 116,
d'une bonne condition. Fente palpébrale gauche moins
large que celle de la droite. A droite, la pupille a presque
le double diamètre par rapport à la gauche La joue
droite et l'oreille droite sont rouges, à gauche, ces parties sont pâles Respiration perceptible sans expiration
Côté antérieur du cou droit fortement proéminent La
proéminence commence depuis le sterno-cléido droit,
qui est soulevé jusqu'au bord antérieur du sterno-cléido
gauche, en haut jusqu'à un travers de doigt depuis l'angle de la mâchoire, en bas, la proéminence couvre la
jugulaire et surgit un peu en dessus du bord supérieur
du manubrium Sur la peau, du côté supérieur de la
poitrine, quelques veines ectasiées et léger œdème La
peau en dessus de la tumeur est rouge et tendue, mais

se laisse soulever par plis, et plus chaude au toucher. Palper douloureux. A la circonférence postérieure de la tumeur, on sent l'artère carotide droite. Consistance ferme et élastique. Pendant la déglutition, la tumeur bouge un peu Pas de pulsation perceptible A la circonférence postérieure, au-dessous de la tumeur, dans la fosse infraclaviculaire, on sent une glande douloureuse de la grandeur d'une fève; derrière le stero-cléido-mastoidien, on sent également une file de toutes petites glandes. Moitié gauche de la glande thyroidienne normalement développée. Auscultation et percussion du poumon, rien d'anormal. On constate des phénomènes de paralysie et d'irritation du grand sympathique; le faciès est rouge, les pupilles sont dilatées et inégales.

Opération . Petite incision, drain en verre et lavement avec de l'acide phénique à 5 %. Compresses chaudes, injections avec de l'acide phénique deux fois par jour. Le gonflement et la rougeur du cou, ainsi que celles sur la partie droite de la figure, diminuent peu à peu. La sécrétion disparaît. Guérison. La différence entre les pupilles est insignifiante. L'examen microscopique du pus couleur brun sale, montre, par la méthode de Gram, des diplococcus de Fraenkel-Weichselbaum. Sur des cultures d'agar, des colonies caractéristiques de *pneumocoques* se sont montrées Un cobaye inoculé montre une infection caractéristique.

OBSERVATION XII

Tavel, 1892 (in Sâbitt).

Thyroïdite métapneumonique.

Tavel raconte, dans sa monographie « Sur l'étiologie
de la strumite », qu'à l'autopsie d'un « potator » de
27 ans, mort d'une pleuro-pneumonie fibrineuse, on
découvrait dans les lobes thyroïdiens, droit et gauche,
deux tubérosités colloïdales, qui n'avaient pas été aper-
çues ni par le malade, ni par le médecin Lorsqu'on les
incise, il découle un pus riche et épais d'une cavité d'abcès crevassée Des préparations, d'après la méthode de
Gram, montraient le tableau caractéristique du *streptococcus lanceolatus* Dans ces cultures sur agar, ils se
développaient également des *pneumocoques*, mais pas
sur gélatine

OBSERVATION XIII

Lion et Bensaude, 1894

Thyroïdite à pneumocoque post-pneumonique

Chez un homme antérieurement bien portant, sans
tare personnelle ou héréditaire, sans alcoolisme avéré,
se développe une pneumonie franche, aigue, siégeant à
gauche, à marche un peu prolongée, à défervescence
traînante ne devenant complète que le seizième jour de
la maladie. Pendant les huit jours qui suivent la défer-

vescence, le malade reprend appétit et semble se rétablir assez vite, mais sa température monte encore, par trois fois, à 38° le soir. Enfin, une semaine après, la chute de la fièvre, vingt-quatre jours après le début de la pneumonie, apparaît une tuméfaction douloureuse du cou, au niveau du lobe gauche du corps thyroïde, en même temps que le thermomètre remonte brusquement à 39°1 La tuméfaction et la douleur augmentent pendant quelques jours, la fièvre, nulle le matin, s'élevait, le soir, entre 38°2 et 39° On fait une ponction exploratrice et, depuis lors, tous les phénomènes tendent à s'amender progressivement la fièvre tombe, l'abcès cesse de s'accroître, la douleur devient peu à peu nulle Une semaine après cette ponction, qui a donné une seringue de Pravaz pleine d'un pus verdâtre, le malade passe en chirurgie. Il guérit rapidement et complètement (cinq semaines après l'apparition de la thyroïdite et onze jours après l'intervention chirurgicale). L'examen bactériologique du pus, l'ensemencement sur gélose et l'injection de ce pus dans le tissu cellulaire sous-cutané de deux souris, ont montré qu'il s'agit bien du pneumocoque Talamon-Fraenkel à l'état pur.

OBSERVATION XIV

Durante, 1894.

Thyroidite suppurée à pneumocoques
Talamon-Fraenkel.

Il s'agit d'un malade, jeune et vigoureux, entré à
l'Hôtel-Dieu, dans le service de M. le professeur Cornil,
pour une pneumonie franche aigue L'affection pulmonaire evolue normalement et la defervescence se produisit le neuvieme jour après le frisson initial. Le lendemain, la temperature remontait à 38, le soir, et le
malade se plaignait de son cou qui le faisait souffrir. On
constata alors, qu en effet, le cou est elargi par le fait
d'un corps thyroide assez volumineux. Le malade
affirme, categoriquement, qu'avant sa maladie, *son cou*
n etait pas gros, etait absolument normal, et que cette
tumefaction n est survenue que depuis quarante-huit
heures au plus, epoque a laquelle est apparue une sensation de gonflement, de tension et même de douleurs
lancinantes. La temperature continue à s'elever dans
les deux jours qui suivent, en decrivant une courbe à
oscillations ascendantes, de façon a atteindre bientôt
39° le soir Le lobe droit du corps thyroide augmente
encore notablement de dimensions, présente bientôt
une sensation de fluctuation vague, quoique très limitée, mais très mobile, tant dans la déglutition que sous
la peau qui devient normale, glisse sur la tumeur et ne
paraît pas avoir contracté d'adhérences. En présence de

la douleur, de la température et de l'évolution de la tumeur, on pose le diagnostic de thyroïdite suppurée, probablement à pneumocoques, vu la pneumonie antérieure. Au moyen d'une seringue de Strauss, on pratique, le quatrième jour, une ponction qui donne issue à quelques gouttes de pus vert et bien lié. Le lendemain, une nouvelle ponction permet d'en retirer 3 à 4 centimètres cubes. Le malade est passé en chirurgie, où M. Polaillon lui incise son abcès et en retire environ 20 grammes de pus. Il part, guéri, quelques jours plus tard. Avec le pus retiré par ponction, nous avons pratiqué des frottis de lamelle qui nous ont montré uniquement des coccis volumineux, triangulaires, accolés généralement deux par deux et restant colorés par la méthode de Gram. Une souris, inoculée à la racine de la queue, est morte en trente-six heures et, dans le sang, nous avons retrouvé ce même microbe. Il s'agit donc bien ici de *diplocoque* de Talamon-Fraenkel.

OBSERVATION XV
Th Jonnesco, 1898.

Thyroïdite suppurée (résumée).

A la séance du 15 juin 1898, de la Société de Chirurgie de Bucarest, M Jonnesco a présenté un malade opéré pour une thyroïdite suppurée. Le lobe droit avait été extrait facilement, il était dur et contenait plusieurs

nodules calcaires. Le lobe gauche était formé par une
poche purulente, qui présentait de nombreuses adhérences et s'élevait jusque sous l'angle du maxillaire
inférieur Son extraction fut cependant assez facile La
réunion eut lieu par première intention

OBSERVATION XVI

Testevin, 1899 (*in* Coissard)

Il s'agit d'un malade ayant eu, d'abord, une *angine
pseudo-membraneuse*, puis une thyroïdite, puis enfin
une fièvre *typhoïde* L'ouverture de l'abcès a montré des
streptocoques abondants Le malade, intelligent et très
soigneux de sa personne, affirmait n'avoir *pas eu de goître* Les ascendants et les parents n'en présentaient pas
davantage Il n'avait pas habité de région où le goitre
fût endémique Donc, thyroïdite incontestable.

OBSERVATION XVII

Coissard, 1902 (résumée)

Thyroïdite suppurée à pus stérile.

X.. , couché au n°1 de la salle 28, est entré à l'hôpital au mois de juin 1899 avec le diagnostic de *fièvre*

typhoïde. On observe toute la symptômatologie d'une dothiénentérie typique, céphalalgie, épistaxis, taches rosées lenticulaires, diarrhée, gargouillements dans la fosse iliaque, bronchite, etc. La courbe thermique est celle d'une fièvre typhoïde normale. Ajoutons que la séro-réaction de Widal, pratiquée chez ce malade, a donné un résultat nettement positif.

Pendant son évolution, la maladie revêt une intensité moyenne Au bout de la troisième semaine, la défervescence commence, et l'on est en droit de compter sur une terminaison sans accidents, lorsque le malade attire l'attention sur une tuméfaction située à la face antérieure du cou. Cette tuméfaction a pour siège la glande thyroïde Elle est circonscrite, recouverte par une peau très rouge. En palpant, on sent de l'empâtement et on provoque de la douleur. Bientôt, on perçoit un peu de fluctuation. A l'incision de cet abcès, il s'écoule la valeur d'une noix de pus. Ce pus est prélevé avec toutes les précautions antiseptiques désirables et examiné par M le médecin major Niclot. Les frottis n'ont révélé la présence d'aucun microbe Les cultures sur les milieux généralement usités se sont montrées stériles. Enfin, l'innoculation au cobaye n'a donné aucune réaction, ni générale, ni locale Donc, thyroïdite aseptique.

OBSERVATION XVIII

Grimoud, 1907.

Thyroïdite suppurée consécutive à une infection
puerpérale.

Les manifestations graves, éloignées, de l'infection
puerpérale, d'observation courante lors de l'époque pré-
antiseptique, sont devenues actuellement relativement
rares. C'est à ce titre que nous croyons intéressant de
vous soumettre l'observation suivante :

Il s'agit d'une femme de 26 ans, entrée, le 15 décembre dernier, dans le service de M. le professeur Cestan,
et reçue par l'interne de garde avec le diagnostic de
métrorragie d'origine probablement puerpérale. Nous
avons examiné la malade une heure après son entrée à
l'hôpital, et voici ce qu'elle nous a raconté et ce que
nous avons nous-même constaté.

Antécédents héréditaires peu intéressants Personnel-
lement, rien à signaler, si ce n'est une menstruation peu
régulière, les règles paraissent à des intervalles variant
entre un et deux mois. Une grossesse normale, il y a
deux ans, terminée par l'accouchement à terme d'un
enfant vivant. La maladie actuelle aurait commencé,
nous dit la malade, par un retard de deux mois dans
l'apparition des règles, mais ce fait ne l'aurait pas éton-
née Le 9 décembre, brusquement, il survient une violente hémorragie utérine, avec caillots, persistant
encore à l'entrée de la malade dans le service. Deux

jours après, le 11 décembre, apparition d'une vive douleur à la gorge. En même temps, le cou se met à grossir, et son volume ne cesse d'augmenter depuis. A l'examen, nous trouvons une malade très fatiguée, respirant
difficilement La température s'élève à 39°7; le pouls,
petit, irrégulier, est très fréquent. Le facies est légèrement vultueux Le cou est gros, induré, douloureux,
jusqu'au niveau du manubrium, la tuméfaction étant
surtout marquée du côté du corps thyroïde, qui se des-
sine en forme de fer à cheval Rien dans la gorge. Plan-
cher buccal souple Nuque raide et douloureuse. Sur le
cou, sur le tronc et sur la face interne des cuisses, il
existe une éruption papuleuse, abondante, de coloration
rouge sombre, les taches, de la dimension d'une len-
tille, ne disparaissent pas, même momentanément, à
la pression Le ventre est souple et non douloureux; il
ne l'aurait jamais été pendant tout le cours de la maladie Au toucher vaginal, on tombe sur un col mou,
entr'ouvert, permettant facilement l'introduction de
l'index dans la cavité cervicale. Il existe encore un suin-
tement sanguinolent, non fétide.

En présence de ces symptômes, le diagnostic le plus
plausible était celui d'avortement suivi d'infection utérine, à manifestation locale larvée, à manifestation loin-
taine grave, rendue cliniquement évidente par l'état
général de la malade et par l'éruption qu'elle présentait.
C'est à ce diagnostic que nous tendions, malgré les affir-
mations contraires de la malade qui prétendait ne pas
s'être exposée à une grossesse Comme, cependant, le
maximum de lésions était éloigné du foyer primitif sup-

posé, un doute pouvait subsister Aussi, la malade fut-
elle isolée, par mesure de prudence, après qu'un traitement, consistant en injections vaginales chaudes, en
application de compresses chaudes sur le cou et en l'ab-
sorption de cachets de quinine, eût été ordonné La
malade est vue le lendemain, 16 décembre, par M le
professeur Morel, qui prescrit de continuer le même
traitement L'état de la malade s'aggrave néanmoins, la
respiration se fait de plus en plus difficile, et, dans la
nuit du 16 au 17 décembre, des syncopes respiratoires
surviennent A ce moment seulement, la malade avoue
avoir fait une fausse-couche Nous revoyons la malade
le 17 décembre au matin · le cou a augmenté notablement de volume, il est douloureux et œdémateux
L'éruption du tronc tend à devenir suppurée La dyspnée est intense, le pouls, très petit rapide, est intermit-
tent I a malade est dans un état demi-comateux On
décide d'inciser immédiatement les lobes thyroïdiens
où le pus semble collecté, mais, dès l'incision des téguments, il y a une syncope Après quelques manœuvres
de respiration artificielle, nous pratiquons la trachéotomie, rendue très difficile par suite de la situation profonde de la trachée (à bout de doigt) et de l'œdème. Malgré tout, la malade ne se ranime pas Du pus très épais
venant du médiastin, s'écoule en assez grosse quantité
par la plaie on en prélève

L'autopsie est pratiquée le lendemain · il y a du pus
en quantité dans les lobes thyroïdiens, il y en a dans
tout le cou et dans le médiastin antérieur Des motifs
indépendants de notre volonté nous empêchent de véri-

fier l'état de l'utérus à ce moment · cet examen, fait
beaucoup plus tard, ne peut déceler aucune lésion de cet
organe Quoi qu'il en soit, il nous semble probable, que
les incidents se sont suivis de cette façon. D'abord, avortement provoqué, vraisemblablement, si l'on considère
les dénégations répétées de la malade et l'aveu *in extremis* Soins insuffisants, si tant est qu'on en ait donné.
Infection au niveau de l'insertion placentaire, vite géné-
ralisée par l'absence de tout traitement rationnel; enfin,
localisation principale dans le corps thyroïde d'abord,
dans tout le cou et le médiastin ensuite, de cette infection, dont la gravité était rendue déjà manifeste par
l'éruption que présentait la malade sur le corps et par
l'évolution rapide de l'affection.

Ajoutons, pour compléter cette observation, que le
pus, cultivé par M Morel, a donné des *cultures pures de
streptocoque* Ces cultures, dont la virulence venait
pourtant de se montrer de façon indubitable, n'ont —
injectées dans la veine marginale de l'oreille d'un lapin
— amené la moindre réaction sur l'animal observé.

OBSERVATION XIX

Goubareff (de Riga), 1908 (résumée).

*Un cas de thyroïdite suppurée, développée
dans un corps thyroïde normal.*

Un soldat entre à l'hôpital militaire de Riga pour une
pneumonie lobaire · au bout d'une semaine, la défer-

vescence se produit en même temps qu'apparaît, sur le côté gauche du cou, une tumeur très douloureuse et que la température remonte En neuf jours, la tuméfaction croît au point que la circonférence du cou passe de 35 à 42 centimètres Il devient évident qu'elle occupe le lobe gauche du corps thyroïde, qui est gros environ comme le poing d'un adulte. La peau est mobile sur la tumeur, qui est vaguement fluctuante En même temps, on commence à observer des troubles de la déglutition et de la respiration.

Sous le chloroforme, une incision permet d'ouvrir un abcès occupant le lobe gauche du corps thyroïde et contenant environ 5o grammes de pus franc La cavité, anfractueuse et saignant assez fort, est tamponnée, et la guérison s'en suit, mais lente et compliquée d'une otite moyenne aiguë pour laquelle il faut pratiquer une paracentèse du tympan

<hr>

OBSERVATION XX

Lepetit (de Clermont-Ferrand), 1909

(résumée)

Thyroïdite suppurée.

Post-grippale chez un sujet non goitreux, évoluant sans symptômes graves Traitement par incision et thyroïdectomie partielle, qui a consisté à enlever les blocs sphacélés

OBSERVATION XXI

Letulle et Leconte 1909

*Pneumonie double arthrite suppurée, abcès multiples,
thyroïdite suppurée, guérison.*

E B , chauffeur, 41 ans, est admis, le 21 juin 1909,
salle Jean-Petit, pour une pneumonie qui a débuté
l'avant-veille, brusquement, au moment où le malade
sortait d'une chaufferie, par un frisson violent et un
point de côté droit très douloureux Il resta couché le
son et le lendemain, puis entra dans le service Pas ￫
d'antécédents intéressants à noter, sauf des *excès alcoo-
liques* de vieille date, que le malade avoue et qui d'ailleurs, s'accusent immédiatement par son facies coloré
et animé, le tremblement des mains et de la langue et
l'agitation générale du sujet L'examen révèle les signes
habituels d'une pneumonie du *sommet droit* Le pouls
est rapide, un peu mou Rien au cœur, ni au foie Un
peu d'albumine dans les urines Température 40° Malgré le traitement prescrit (enveloppements froids, vin
laudanisé, injections de strychnine), l'agitation du
malade va en s'accentuant ses vociférations, ses tenta-
tives continuelles pour se lever et s'échapper, obligent
à l'attacher à son lit Cet état se maintient pendant les
trois jours suivants, localement, les signes du sommet
droit persistent, les crachats ont pris l'aspect typique et
fourmillent de pneumocoques, la température oscille
entre 39°5 et 40° Le 25, le malade est plus calme, il
respire plus facilement, il a mieux dormi. La tempéra-

ture a baissé à 38°6 En revanche, tandis, qu'à droite
les signes physiques rétrocèdent, on constate, à la base
gauche, des signes d'hépatisation nette Le 26, ces signes s'accusent de plus en plus, confirmant la présence
d'un second foyer de pneumonie Température 39° De
plus, le malade se plaint d'une douleur *au cou-de-pied
gauche* La région se montre, en effet, tuméfiée et légè
rement rouge, douloureuse à la palpation, le doigt y
laisse son empreinte, mais on ne peut y percevoir de
véritable fluctuation Le lendemain, la température est
remontée à 40° L'articulation est de plus en plus tuméfiée et douloureuse, l'empâtement est généralisé, péri-
articulaire autant qu'articulaire, et remonte, comme la
rougeur, à la partie inférieure de la jambe, le long des
péroniers notamment On perçoit de la fluctuation en
arrière de la malléole externe

En présence de ces symptômes évidents de suppuration, l'intervention est décidée, et, le soir du même
jour, on pratique, le long de la malléole externe, une
incision de 6 à 7 centimètres, qui donne issue à un pus
abondant, épais, crémeux, vert pistache Par suite
d'une erreur, ce pus n'a malheureusement pu être examiné

Le 28, la température est retombée à 39°; les signes
persistent à la base gauche, remontant jusqu'à la moitié
du poumon, au sommet droit on entend une pluie de
râles sous-crépitants

Le 29, on constate sur le dos du malade, — du côté
gauche et à la partie inférieure du thorax surtout, —
l'apparition d'un grand nombre d'abcès les uns rappe-

lant l'aspect des pustules de varicelle avec leur collerette
rouge et leur sommet jaunâtre acuminé, les autres, un
peu plus gros, se présentant sous la forme de bulles à
contenu séropurulent

Du 3o juin aux 10-12 juillet, on a pu ainsi voir appa-
raître un nombre considérable d'abcès analogues se suc-
cédant dans la même région, dépassant à peine la
colonne vertébrale pour gagner le côté droit, et particulièrement nombreux à la base du thorax, à la hauteur
par conséquent du second foyer pneumonique, quel
ques-uns descendant jusqu'à la région lombaire et à
la fesse gauche La photographie ci-jointe montre bien
l'intensité et la localisation de cette véritable éruption
Les plus petits abcès se desséchaient rapidement Les
plus gros, une fois ouverts par simple expression, gué-
rissaient en deux à trois jours Enfin, la confluence de
certains d'entre eux amena la formation d'abcès volumineux, en particulier l'un un peu à droite de la
colonne vertébrale, deux autres à la partie supérieure
du côté gauche un autre enfin, le plus important, sur
l'épaule gauche, qui faisait une véritable poche purulente de 10 centimètres de long environ, superficielle
et fluctuante De tous ces abcès s'écoulait, comme de
la collection tibio-tarsienne, un pus épais, vert, crémeux L'incision des quatre gros abcès mentionnés
donna lieu, ainsi qu'on peut le voir sur la photographie, à de véritables ulcérations, à bords largement
décollés, qui ne se réparèrent que lentement Au total,
lorsque, sur le malade guéri, nous marquâmes à la
teinture d'iode (pour prendre la photographie ci-jointe)

l'emplacement des abcès qui s'étaient succédé sur son dos, y laissant une tache légèrement pigmentée, nous pûmes arriver à un total de 140 environ, chiffre certainement inférieur à la réalité, les plus petits ayant guéri sans laisser de traces

Pendant toute cette période, l'état général du malade resta, malgré cette vaste suppuration, assez satisfaisant Les deux foyers pneumoniques rétrocédaient. La température oscillait de 38° à 39° A aucun moment, il n'y eut de symptômes alarmants, cérébraux, cardiaques ou autres

Cependant, le 9 juillet, alors que, depuis quelques jours, la température semblait manifester une tendance à la défervescence, on put la voir remonter à 39° et, le malade s'étant plaint d'une légère gêne à la déglutition, l'examen permit de constater une nouvelle localisation non amygdalienne, mais *thyroïdienne* Le cou se montrait, en effet, à la hauteur de la glande thyroïde, empâté et un peu douloureux à la palpation

Les jours suivants, en même temps que la douleur à la pression et à la déglutition, la tuméfaction alla en augmentant En même temps, elle se circonscrivait plus nettement au lobe gauche de la glande

Le 14 juillet, la température était remontée, l'abcès tendu et fluctuant avait le volume d'un petit œuf, l'incision permit d'évacuer la valeur de trois à quatre cuillerées à soupe d'un pus présentant les caractères déjà indiqués Dès lors, la convalescence put se poursuivre sans nouvel incident Les signes pulmonaires finirent par disparaître. L'état s'améliora, la température, après

s'être maintenue pendant près de trois semaines entre
37°5 et 38°, retomba définitivement à la normale, et
le malade put sortir, le 16 août, guéri Toutefois, son
articulation tibio-tarsienne gauche restait un peu tuméfiée, et les mouvements y étaient gênés et douloureux.

Le malade a été revu dans le courant du mois d'octobre il souffre toujours un peu de son cou-de-pied
qui a gardé une certaine raideur et il boîte légèrement.
Ajoutons enfin, que la *nature pneumococcique du pus*
prélevé de plusieurs des abcès du dos, comme du pus de
l'abcès thyroïdien, a été établie non seulement par
l'examen direct, mais aussi par l'inoculation à la souris
blanche Les frottis faits avec l'exsudat péritonéal
d'une part, d'autre part avec la rate de ces animaux, qui
tous moururent en moins de vingt-quatre heures, montrèrent la présence de pneumocoques purs. Il semble
donc bien que l'on soit autorisé à admettre la même
nature pour le pus de la collection tibio-tarsienne.

OBSERVATION XXII
Collet, 1910.

Thyroïdite suppurée au cours d'une coqueluche.

Une petite fille de 18 mois présente, au cours d'une
coqueluche, d'abord de la rougeur et du gonflement
des amygdales, puis, quelques jours après, une tuméfaction du cou, localisée, du volume d'une noix, sié-

geant sui la ligne médiane, à 1 centimètre au-dessus
du sternum Sui cette tuméfaction la peau est un peu
rouge, tendue Il existe un cornage continu, augmentant dans le decubitus dorsal, l'enfant ne peut dormir
que dans la position assise

On porte le diagnostic de thyroïdite On incise sur
la ligne médiane, on partage de part en part l'isthme
thyroïdien infiltré de pus, en nombreux abcès aréolai-
res, et, au-dessous de lui, on donne issue à du pus collecté abondant, qui s'étend de part et d'autre de la
trachée en deux poches latérales. Application d'un
diain de chaque côté de la trachée Guérison rapide au
bout de douze jours, la plaie était feimée.

L'examen du pus révéla la présence de *streptocoques*
Collet pense que, dans ce cas, la coqueluche est bien en
cause, voulant faire entendie par là qu'il s'agit d'une
infection secondaire au cours de cette maladie, favo-
risée peut-être par une pneumonie antérieure et par le
mauvais état du pharynx En tout cas, cette complication a été remaiquable par sa bénignité

OBSERVATION XXIII

W. Sibald-Robertson

Dans la deuxième observation de cet auteur, il s'agit
d'une inflammation aigue dans une *glande saine auparavant*, c'est-à-dire d'une thyroïdite aigue par opposition à une strumite aigue. La malade, une jeune fille

de 16 ans, fut admise, se plaignant d'une tuméfaction douloureuse du cou. Six semaines auparavant, elle avait eu une toux crouppale, accompagnée une semaine plus tard par une gêne de la respiration légère, mais croissante. On essaya des cataplasmes et des inhalations, mais bientôt sa mère nota une tuméfaction du cou. Celle-ci et la dyspnée augmentèrent tellement que la malade fut envoyée à l'hôpital. Ses antécédents étaient excellents et en dehors de la rougeole et de l'influenza dans son enfance et d'un mal de gorge occasionnel, elle n avait eu aucune maladie antérieure. Récemment elle était en excellente santé.

A son admission à l'Infirmerie royale d'Edimbourg, la thyroïde était très augmentée dans toutes ses parties et s'étendait, en bas, derrière le manubrium sternal. La consistance de la tumefaction, qui était mobile avec le larynx, était ferme et elastique, il y avait de la sensibilité, mais pas de fluctuation. La peau était légèrement rouge, et les veines voisines dilatees. La dyspnée était marquée, et il y avait un peu de dysphagie. La température était simplement légèrement élevée. Le professeur Annandale décida d'opérer et sous chloroforme, fit une incision sur la ligne médiane du cou, l'isthme de la glande fut découvert et sectionné avec le thermocautère. On trouva la trachée très aplatie et déplacée d'un côté et ce fut avec une grande difficulté que la trachéotomie, qui devint nécessaire à cause de la respiration précaire de la malade, put être pratiquée. Le long tube qui avait été fait spécialement pour un cas antérieur, fut aussi employé dans celui-ci. La température

augmenta et resta aux environs de 102° F , jusqu'au
cinquième jour, après quoi elle revint à la normale et
ne dépassa plus 99° Avec cette chute, la douleur et la
tuméfaction commencèrent à décroître, et la respiration déjà très soulagée devint plus facile

En quelques jours les symptômes s'amendèrent et
la tuméfaction disparut Trois semaines après l'opération, la malade fut envoyée chez elle avec la plaie fer-
mée et sans autre signe que la cicatrice Dix-huit mois
plus tard, le professeur Annandale lui enleva l'ovaire
droit pour un lympho-sarcome A ce moment, la
thyroïde paraissait parfaitement saine

OBSERVATION XXIV

W Sibald-Robertson

La troisième observation de cet auteur concerne une
femme de 29 ans Je la soignais pour une attaque de
diphterie d'intensité modérée, qui suivait une marche
favorable depuis une quinzaine A ce moment apparut
une augmentation aigue de la thyroïde, accompagnée
de douleur au devant de cou L'examen montra une
tuméfaction oblongue de toute la glande, du volume
d'une grosse orange La température n'était pas élevée
et il n'y avait pas de dypsnée En depit d'application
de sédatifs locaux, les symptômes augmentèrent de
sévérité et dix jours plus tard, la tumeur atteignait le
sternum, la peau était rouge et la douleur et la sensi-

bilité étaient intenses La fluctuation ne put pas être
obtenue avec certitude, mais, sous l'impression que la
fluctuation existait, j'envoyais la malade à l'Hôpital
Scarborough où un abcès de la thyroïde fut ouvert et
drainé La malade guérit sans incident et actuellement
il ne reste aucune augmentation de la glande.

OBSERVATION XXV

Geza-Gali (Budapesth) *1913 (Résumée).*

Strumite suppurée tardive post-typhique et maladie
de Basedow consécutive

Il s'agit d'un homme de 39 ans, opéré à 16 ans d'un
goitre du lobe droit A 19 ans, il a une fièvre typhoïde;
pendant la convalescence apparaît une tuméfaction
douloureuse du lobe gauche du corps thyroïde; guérison progressive par résolution. Vingt-et-un ans après
la fièvre typhoïde, le malade est pris d'une thyroïdite
du lobe gauche avec des signes très complets de goitre
exophtalmique On incise l'abcès et il s'écoule du pus
contenant du bacille typhique pur A partir de l'intervention, le malade guérit de son abcès et de son goitre

OBSERVATION XXVI

Lecène et Metzger, 1910.

Thyroidite aigue au cours de l'infection puerpérale.

Nous avons eu l'occasion d'observer, dans le service de notre maître le professeur Hartmann, à l'hôpital Bichat, un cas de thyroidite aigue suppurée, au cours d'une infection puerpérale, ce fait rare nous a paru digne d'être rapporté et étudié avec quelques détails. Voici tout d'abord l'observation

Une femme, âgée de 41 ans, VIIpare, entre dans le service, le 2 septembre 1909, parce que, depuis trois semaines environ, elle a vu se développer une tumeur douloureuse au niveau du cou. Le 27 août 1909, la malade accoucha spontanément, chez elle, d'un enfant vivant, à terme Après la délivrance, il y eut une légère hémorragie et la sage-femme, qui assistait à l'accouchement, fit un tamponnement avec de la ouate non stérilisée Le soir de l'accouchement, la malade dit avoir eu des vomissements très abondants et de la fièvre, les jours suivants, la fièvre persista, les lochies devinrent jaunâtres et fétides, des douleurs se manifestèrent au niveau de la partie inférieure de l'abdomen, en même temps, la malade eut une forte diarrhée, accompagnée d'une grande faiblesse générale et d'une anorexie presque absolue La sage-femme fit des injections vaginales matin et soir Cet état se maintint pendant quinze jours environ, accompagné d'une céphalée presque continue

Le lendemain de l'accouchement, la malade éprouva

un peu de gêne de la déglutition avec un point douloureux qu'elle localise derrière la poignée du sternum;
après quelques jours, elle s'aperçut d'une grosseur au
niveau du cou, puis, il y eut un fort « mal de gorge »,
pour lequel elle consulta un médecin qui prescrivit des
gargarismes à l'eau oxygénée et des inhalations d'euca-
lyptus. La malade fut légèrement soulagée, mais la
gêne de la déglutition réapparut, en même temps que
le gonflement du cou augmentait notablement, ce qui
décida la malade à entrer à l'hôpital.

A ce moment, on constate, à la partie médiane et
inférieure du cou, l'existence d'une tuméfaction arrondie, étalée transversalement et formant une saillie qui
divise le cou en deux étages, au niveau de la tuméfaction, la peau est rouge et tendue, luisante, elle est difficile à plisser entre les doigts Quand on saisit la
tumeur, on ne peut la mobiliser latéralement et on **sent**
que les plans profonds sont infiltrés. Pendant la déglutition, qui est douloureuse, on constate un léger mou-
vementd'ascension. La palpation est très douloureuse
et permet de sentir la chaleur locale de la peau et une
fluctuation superficielle très nette. Les mouvements de
la tête sont très gênés par la douleur, surtout quand la
malade essaie de regarder en haut et à gauche. On ne
trouve pas de ganglions dans les régions carotidienne
ni sous-maxillaire, pas de troubles de la phonation; il
n'y a pas d'exophtalmie, et les pupilles sont normales.

Du côté des autres appareils, on note que l'haleine est
fétide, il y a une salivation assez abondante en rapport
avec la gêne de la déglutition, la langue est blanchâtre;

on ne constate aucune lésion du pharynx, ni des amygdales, ni constipation, ni diarrhée Les seins contien-
nent du lait (la malade n'a d'ailleurs pas nourri, étant
donné son état), pas d'abcès du sein Il n'y a plus
d'écoulement vaginal notable, au toucher, le col est très
haut, très déchiqueté, l'utérus, en position normale, est
encore un peu gros, rien du côté des annexes Le cœur
et les poumons sont sains, les urines normales La température est à 38°8, le pouls à 100, régulier et bien
frappé.

Dans les antécédents personnels de la malade, on ne
note aucune maladie antérieure, il y a eu six grossesses
menées à terme avec enfants vivants et actuellement
bien portants, et un avortement accidentel La malade
nous dit n'avoir jamais rien remarqué d'anormal du
côté de son cou, elle n'a *jamais noté aucun gonflement*
à ce niveau, ni au moment de ses règles, ni au cours de
ses grossesses et accouchements antérieurs Elle nous
dit que personne dans sa famille n'a de goitre. En présence de ces symptômes et de cette histoire, le diagnostic de thyroïdite aigue suppurée n'était pas douteux, et
la cause vraisemblable devait en être recherchée dans
l'infection puerpérale très nette dont venait d'être
atteinte cette malade La suppuration étant évidente, il
était indiqué d'inciser la collection

Opération (M Lecène) — Le 24 septembre 1909,
après anesthésie au chloroforme, on fait une incision
sus-sternale légèrement concave en haut, et on trouve
tout de suite du pus, on agrandit ensuite l'incision des
plans superficiels et l'on arrive dans la loge sus-sternale;

les muscles sous-hyoïdiens sont écartés, déchiquetés, et on aperçoit, dans le fond, le corps thyroïde qui paraît semé de petits abcès, de chaque côté, il est disséqué tout le long des lobes, le larynx bien net au milieu. On incise un petit fragment du corps thyroïde pour examen histo-bactériologique

Deux drains se croisant sont placés dans la plaie

Les suites furent très simples, la température est, le soir-même, au-dessous de 38° et se maintient près de 37°, sauf le cinquième jour, une ascension à 38°5, et la malade quitte le service le 14 octobre 1909, en très bonne voie de guérison On la revoit, au début de novembre 1909, avec une cicatrice linéaire et en très bon état général

L'examen direct du pus sur lames montra un *strep-tocoque* en longues chaînettes La culture du pus sur gélose et sur bouillon donna lieu au développement de colonies typiques de streptocoque.

L'examen histologique du fragment de tissu recueilli au cours de l'opération ne montra que du tissu conjonc-tif enflammé, avec une infiltration de leucocytes poly-nucléaires extrêmement abondants

L'excision de ce petit fragment n'avait pas porté, comme on le croyait, sur le parenchyme thyroïdien lui-même, mais seulement sur la capsule conjonctive de l'organe.

CHAPITRE III

Étiologie. — Pathogénie

Parmi les *causes prédisposantes* des thyroïdites aigues suppurées, nous noterons d'abord l'*âge*. C'est entre vingt et quarante-cinq ans que se placent presque tous nos malades, quatre seulement font exception le cas de Robertson où il s'agissait d'une jeune fille de 16 ans, celui de G Marchand concernant une vieille femme de 72 ans et ceux de Lannelongue (garçon de 1 an) et de Collet (fillette de 18 mois). Chez les enfants, en effet, les altérations de la glande sont le plus souvent temporaires et chez les vieillards, il ne s'agit le plus souvent que d'inflammation de vieux goitres L'âge adulte est l'âge de la suppuration thyroïdienne par excellence

Le *sexe* ne paraît avoir aucune influence puisque nous trouvons quatorze hommes pour douze femmes. Pour les thyroïdites et strumites en général, la femme semble, au contraire, prédisposée de par la répercussion apportée chez elle par chaque phase de la vie génitale sur la thyroïde

Nous n'avons pas à nous occuper ici des rapports de

strumites suppurées et des *thyroïdites* Notons cependant, que malgré la statistique de Lebert qui ne trouve que 22 goitres sur 50 cas d'infection thyroïdienne, la prédominance des strumites est indiscutable Bérard fait remarquer que « les infections thyroïdiennes n'ont presque jamais été étudiées que dans les pays des goitreux » et il ajoute « le goitre est pour nous la cause prédisposante principale » Cela nous explique le petit nombre d'observations que nous avons trouvé et aussi que la plupart d'entre elles sont françaises, car, en Allemagne ou en Suisse, on étudie surtout la suppuration du goitre Robertson rappelant 96 cas d'inflammation aigue de la thyroide, ne compte que 13 cas de thyroidites suppurées Bolter, rapportant 44 observations de strumites ne cite pas un seul cas de thyroïdite

Parmi les autres causes susceptibles de favoriser l'infection de la glande comme les chocs, les efforts, etc., nous ne retiendrons guère que le *froid* si souvent mis en cause par les vieux auteurs, mais qui doit surtout préparer le terrain

La cause déterminante de toute thyroidite est un *microbe* Il est exceptionnel que celui-ci se fixe d'emblée sur une thyroïdite saine chez un individu sain Nous ne pouvons considérer comme des *thyroidites primitives* les cas de Jonnesco, Dambrin, où il n'est pas rapporté de maladie antérieure, pas plus que celui de Rispal où l'absence de fièvre typhoïde n'a été que clinique, ainsi que le fait remarquer cet auteur En dehors des observations où la cause n'est pas mentionnée, on connaît parfaitement aujourd'hui ces cas de maladies infectieuses que rien ne décèle cliniquement et qui ne se traduisent que par des localisations secondaires, les méthodes modernes de laboratoire ont fait faire de grands progrès dans cette voie

L'observation de *Bron* où la cause semble être le refroidissement, est certainement aussi sous la dépendance d'une angine, d'une grippe, etc., passées inaperçues.

Donc toutes les thyroïdites aiguës suppurées sont comme toutes les infections thyroïdiennes *secondaires* soit à des maladies d'autres organes (surtout le tube digestif et l'appareil respiratoire), soit à des infections générales septicémiques ou pyohémiques, soit à des fièvres éruptives

Parmi les inflammations du tube digestif, nous notons deux fois une *angine* ou une *amygdalite* (Détrieux, Robertson) Le cas de Tavel concernant un *embarras gastrique* nous paraît douteux puisqu'on a trouvé dans le pus, du pneumocoque et que la malade avait eu, l'année auparavant, une pneumonie

La fièvre typhoïde intervient très fréquemment Nombreuses sont les observations de thyroïdites post-typhiques et cette question a fait l'objet de nombreux travaux ces dernières années Dans nos 26 cas, nous en relevons 6 dépendant de typhoïde (Laveran, Détrieux, Boucher, Coissard, Rispal, Geza-Gah) L'observation de Testevin où la thyroïdite est précédée d'une angine pseudo-membraneuse et suivie de typhoïde, et où on a trouvé du streptocoque, est d'un classement difficile Nous la rangerions plus volontiers parmi les thyroïdites post-angineuses Actuellement on a bien montré que c'était le bacille d'Eberth qui produisait la suppuration, seul ou associé aux microbes pyogènes ou au coli-bacille Les observations de Rispal et de Geza-Gali montrent bien, contrairement à l'opinion de Bérard, que l'existence préalable d'un goitre n'est pas nécessaire quand on trouve du bacille d'Eberth pur ou quand la typhoïde n'est pas cliniquement reconnue.

Les *infections des voies respiratoires* peuvent aussi donner des thyroïdites suppurées Lepetit signale un cas à la suite de *grippe* Mais c'est surtout la *pneumonie* qui est en cause six cas de G Marchand, Tavel, Lion et Bensaude, Durante, Goubareff, Letulle et Leconte On trouve le plus souvent le pneumocoque à l'état de pureté, mais parfois il peut être associé au streptocoque

Parmi *les maladies infectieuses aigues*, c'est *l'infection puerpérale* qui retentit le plus vivement sur la thyroïde. Nous en avons 3 observations Basso, Grimoud, Lecène et Metzger Dans les trois cas, on a trouvé du streptocoque pur Notons de suite que c'est là une forme extrêmement grave, puisque nous relevons 2 morts sur 3, souvent il existe une véritable pyohémie

Les maladies *éruptives* et *contagieuses* donnent rarement des suppurations thyroïdiennes, nous n'avons pu en recueillir que 3 cas un à la suite de *rougeole* (Lannelongue), où il avait une pyohémie à staphylocoques avec abcès cutanés, un autre au cours d'une *coqueluche* (Collet), où le streptocoque fut mis en évidence et enfin un troisième, à la suite de *diphtérie* (Robertson)

Nous n'en avons pas trouvé après des scarlatines, oreillons, variole, qui produisent cependant souvent des thyroïdites aigues Nous savons aussi que les thyroïdites rhumatismales ou palustres ne suppurent pas.

Enfin nous rapportons un cas de thyroïdite suppurée avec *pus stérile* à la suite d'une typhoïde (Coissard) Ces abcès sont analogues aux abcès stériles du foie et aux vieilles annexites où on ne trouve pas de microbes, soit parce qu'ils sont dus aux toxines comme le prétend Calmette, soit plutôt parce que les microbes peu virulents ont été détruits par la glande réagissant De pareils abcès peuvent ainsi guérir spontanément ainsi que l'avait remarqué Lebert

L'infection s'effectue habituellement, toujours même, disons-nous, par voie *sanguine* et surtout par *voie artérielle* Cette pathogénie a été démontrée par Roger et Garnier, par Bérard Parfois, dans certaines suppurations des voies respiratoires supérieures, l'infection peut se propager par *voie veineuse*, les veines profondes avalvulées desservent à la fois la thyroïde, l'œsophage et la trachée (Bérard) Nous n'avons pas noté d'infection par voie lymphatique à la suite d'une suppuration de ganglion, ni non plus par inoculation directe par ponction qui se rencontre surtout dans les goitres.

En résumé, dans nos 26 observations, nous notons causes non rapportées 2 (obs 1, 15), refroidissement 1 (obs 3), amygdalite 1 (obs 5), angine 2 (obs. 16, 23), embarras gastrique 1 (obs 11), typhoïde 6 (obs 2, 4, 6, 7, 17, 25), grippe 1 (obs 20), pneumo-

nie : 6 (obs. 8, 12, 13, 14, 19, 21); infection puerpérale :
3 (obs. 10, 18, 26); rougeole · 1 (obs. 9); coqueluche :
1 (obs. 22); diphtérie · 1 (obs. 24). —

Dans les cas où l'*examen bactériologique* a été fait,
on a trouvé : pneumocoque 6 fois (obs. 8, 11, 12, 13,
14, 21); streptocoque 6 fois (obs 10, 12, 16, 18, 22,
26); staphylocoque 2 fois (obs 1, 9), bacille d'Eberth ·
2 fois (obs. 2, 25); pus stérile : 1 fois (obs 17).

CHAPITRE IV

Anatomie pathologique

Les lésions des thyroïdites aigues suppurées sont actuellement bien connues et définies, aussi serons-nous très brève à ce sujet Le volume de la glande est augmenté et peut être parfois considérable s'étendant jusqu'au maxillaire en haut ou jusqu'au sternum ou la clavicule en bas Assez souvent, un seul lobe est atteint, d'après Bérard, le droit le serait plus fréquemment, mais dans nos observations nous trouvons consigné 8 fois le lobe gauche et 5 fois seulement le droit Quand les deux lobes sont pris (9 fois), ils le sont en général l'un après l'autre, ce n'est que dans les infections très virulentes que toute la glande est prise d'emblée, ou bien dans les cas se terminant par résolution

La thyroïde enflammée présente des adhérences avec les organes voisins, mais jamais autant que dans le goitre La capsule est épaissie, jaunâtre et on voit des veines énormes à sa surface A la coupe on trouve le parenchyme très congestionné, rouge violacé et présentant des zones grises de suppuration ou de nécrose L'*abcès* est entouré d'une coque épaisse que lui forme

ce parenchyme, il peut siéger au centre de la glande
ou quelquefois à la périphérie Il peut y avoir de nombreux petits abcès métastatiques, disséminés dans toute
la glande En général, ils sont peu nombreux et de
volume moyen, contenant chacun 15 ou 20 centimètres
cubes de pus Assez souvent, il n'y a qu'un abcès unique
qui peut être parfois très volumineux Sa cavité est assez
régulière et peu infractueuse, au contraire de ce que
l'on trouve dans les vieux goitres suppurés.

Le *pus* varie suivant la cause de l'infection, il est
franchement phlegmoneux, bien lié, dans les staphy-
lococcies, séreux, brunâtre, hémorragique dans les
streptococcies et glaireux, verdâtre, épais dans les
pneumococcies.

L'examen microscopique montre que la capsule
forme la coque de l'abcès Il y a surtout de la conges
tion les capillaires sont gorgés de sang, parfois throm-
bosés, il y a de nombreuses cellules migratrices, les
cellules épithéliales des follicules se disloquent, la
substance colloïde a complètement disparu Au voisinage du pus on ne peut reconnaître aucun élément
épithélial Dans le pus, on trouve de nombreux globu-
les de pus et on peut déceler des microbes parfois très
nombreux Nous avons dit que très souvent une partie
de la glande seulement suppurait, le reste présente des
lésions de congestion avec des veines distendues et parfois des infarctus et des hémorragies interstitielles
Avant de suppurer, les lésions passent par trois pha-
ses ainsi que l ont bien montré Roger et Garnier

La première phase congestive, d'hypersécrétion ou

d'*hyperthyroïdation* est caractérisée par l'abondance de la substance colloïde remplissant de véritables lacs.

La deuxième phase de *dysthyroïdation* montre une charpente conjonctive moins uniforme. La substance colloïde a ses réactions caractéristiques moins nettes.

Dans la troisième phase d'*athyroïdation*, la substance colloïde a disparu.

Puis on trouve une infiltration leucocytaire abondante et des amas de microbes et souvent de petits abcès miliaires autour des vaisseaux sanguins qui montrent bien l'origine de l'infection Quand celle-ci est très virulente, les gros abcès n'ont pas le temps de se former et les lésions restent à ce stade

Les streptococcies amènent souvent la nécrose de l'organe, cependant, nous ne rapportons pas de cas de gangrène, qui sont plutôt l'apanage des goîtres ainsi que les strumites gangréneuses et disséquantes Aussi ne décrirons-nous pas ces lésions. En terminant, rappelons que la suppuration de la thyroïde, comme toutes les inflammations de la glande, peut amener des lésions de *sclérose* parfaitement connues aujourd'hui et qui sont une des principales causes du *myxœdème acquis*

CHAPITRE V

Symptômes. — Évolution

Quand l'infection envahit accidentellement la glande saine auparavant, et produit ainsi une thyroïdite aigue et que celle-ci arrive à suppuration, les symptômes sont nets et se retrouvent dans chaque cas, avec plus ou moins d'intensité

La maladie *débute* en général par un *frisson* qui rappelle celui de la pneumonie par sa brusquerie et sa violence Si le patient est en convalescence, ou tout au moins en période d'accalmie de l'affection causale, ce qui se produit le plus souvent, on constate une recrudescence des symptômes La température atteint 39°5 ou 40°, le pouls est fréquent, plein et dur, il existe des malaises, de la courbature, de la céphalée, des nausées, parfois du délire souvent du larmoiement et de la photophobie. Quand la santé était parfaite, auparavant ces signes peuvent faire penser à toute maladie infectieuse et comme dès ce moment il existe des phénomènes du côté de la gorge, on songe à une angine; parfois on prévoit la maladie causant la thyroïdite, par exemple, si ces phénomènes se montrent après un avortement, on songera à l'infection puerpérale.

Puis apparaît une *douleur cervicale* qui au début peut encore en imposer pour une angine, mais qui bientôt, par son siège et ses caractères, orientera le diagnostic Cette douleur est spontanée, continue, intense et elle s'irradie vers l'epaule, la nuque, la tête, le sternum, le thorax même, suivant ainsi le trajet des nerfs phréniques, des plexus cervicaux et brachial qui sont irrites par l'inflammation de la glande.

Cette douleur est telle que le malade immobilise sa tête en *flexion* soit médiane si les deux lobes sont pris, soit unilatérale quand un seul lobe est atteint. Dans ce cas, l'attitude est celle du torticolis, mais le sterno-cleido-mastoidien au lieu d'être constracturé, est relaché pour eviter la pression de la glande souffrante. Le malade tient alors son cou immobile, la tête dans les mains, les yeux mi-clos, la bouche entr'ouverte laissant écouler la salive qu'il ne peut avaler Il existe, en effet, une *dysphagie* absolue, même pour les liquides, tous les mouvements du pharynx et du larynx sont douloureux et le malade les évite autant que possible.

Dès ce moment, l'*inspection* montre un *gonflement* dans la partie moyenne du cou, il est bien limité et l'on peut reconnaître assez facilement la forme en fer à cheval de la thyroide, il peut exister de l'empâtement diffus de la region, mais c'est plutôt dans le cas de strumites Au début de la thyroïdite, la glande a presque toujours conservé sa forme Nous avons vu qu'assez souvent un seul lobe était pris, au moins au début et que dans nos observations, le gauche l'est plus fréquemment que le droit D'ailleurs, bientôt après, le second lobe réagit et à la période d'état, toute la glande est envahie. Il peut arriver aussi qu'un lobe suppure d'abord et que l'autre le fasse ensuite. La peau qui est d'abord mobile sur la tumeur, devient rouge, œdématiée, empâtée, tout le cou est augmenté de volume, la face est bouffie et le malade présente ainsi un aspect tout particulier. Cependant, en général, il existe un espace libre au-dessus et au-dessous de la tuméfaction, la séparant du maxillaire en haut et du sternum en bas. Parfois, on peut apercevoir des battements sur les parties latérales du cou. Les veines très dilatées sont visibles tant qu'elles ne sont pas cachées par l'œdème.

La *palpation* révèle une augmentation sensible de la température locale et une douleur vive au niveau de la tumeur, le doigt peut marquer un godet d'œdème. La masse peut être mobilisée dans le sens transversal, mais non dans le sens de la hauteur et enfin, signe capital, mais très douloureux à rechercher, la *tumeur est mobile avec les mouvements d'ascension du larynx;* c'est là la caractéristique de son siège thyroïdien Au début, la consistance est dure, puis elle devient rénitente et ce n'est que très exceptionnellement que l'on sent la fluctuation, dans presque toutes nos observations on l'a devinée, mais non ressentie; ce n'est que lorsque le pus a perforé la capsule qu'elle devient évidente, c'est qu'en effet, le pus est situé très profondément au milieu de tissus résistants.

En même temps, les *phénomènes généraux* du début persistent. La température qui le matin peut être à la normale, arrive le soir aux environs de 40°, l'état géné-

ral peut être grave et est plutôt en rapport avec l'affection causale

Ce sont surtout *les signes de voisinage* et de *compression* qui dominent la scène Dès le début, il existe une
congestion intense des voies aériennes supérieures, de
plus le récurrent est toujours excité, aussi il en résulte
une *dyspnée* intense qui peut parfois aller jusqu'à des
accès de suffocation, il existe du cornage, la voix est
enrouée et bientôt apparaît une toux quinteuse extrêmement pénible pour le malade, car elle mobilise son
conduit laryngo-trachéal, l'expectoration spumeuse
peut devenir de véritables hémoptysies traduisant une
congestion pulmonaire, qui est si fréquente dans les
affections thyroïdiennes, qu'elle a pu être décrite
comme un signe d'inflammation de cet organe. La
compression se traduit encore par la turgescence des
vaisseaux et par l'irritation du phrénique et du pneu-
mogastrique qui amène des nausées et des vomissements eux aussi très douloureux

Enfin, la compression du *sympathique* et les troubles *sécrétoires* de dysthyroïdation que nous avons
décrits amènent les phénomènes dont certains rappell-
ent le goitre exophtalmique, ainsi qu'on l'a observé
dans le cas de Tavel et de Géza-Gali On peut noter de
la congestion de la face parfois unilatérale, de la my-
driase, de l'exophtalmie et aussi de la tachycardie, de
la dyspnée, du tremblement, des contractures. Ces phénomènes peuvent être extrêmement intenses et le
malade offre alors un tableau véritablement tragique
C'est surtout la dyspnée qui est angoissante, et elle

peut arriver jusqu'à la *mort* par asphyxie. La mort survient d'ailleurs, en général, au moins dans les thyroïdites, par suite de l'intensité de l'infection initiale
(Basso, Grimoud) Dans la seconde observation de
Tavel, le malade mourut de pleuro-pneumonie sans que
l'on se soit aperçu de la localisation thyroïdienne,
celle-ci fut une trouvaille d'autopsie.

L'abcès se forme dans les autres cas très rapidement
et dans nos observations, c'est en moyenne huit à dix
jours après le début de la maladie qu'on l'a incisé.
Dans le cas de Grimoud, au bout de deux jours, il y
avait du pus, et au contraire, il est rare que l'on ait at-
tendu trois semaines ou un mois Quelquefois l'abcès
peut se former en plusieurs fois, il peut y avoir des
périodes de répit, mais il est plus probable que dans les
thyroïdites la première atteinte n'aboutit pas à la formation de pus. C'est ce qui se produisit dans le cas de Laveran où, quinze jours avant l'apparition de la thyroïdite,
on observa un goitre aigu, alors que la thyroïdite suppurée n'apparut qu'un mois et demi après la typhoïde. De
même dans le cas de Géza-Gali, au moment de la typhoïde, il y eut une poussée de thyroïdite se terminant
par résolution, et vingt-et-un ans après il se produisit
une thyroïdite suppurée donnant du bacille d'Eberth
pur.

Parfois la thyroïdite n'est qu'une localisation d'une
pyohémie donnant d'autres abcès ailleurs (obs. de Lannelongue, Basso, Grimoud, Goubareff, Letulle et Leconte) Quoi qu'il en soit, lorsque le pus est collecté,
il faut qu'il s'évacue. Si on n'intervient pas, l'abcès peut

s'ouvrir, soit dans les voies naturelles (Laveran) soit à
l'extérieur (Detrieux) Quand l'abcès est ouvert spontanément ou chirurgicalement, la guérison s'en suit en
général très vite Dans les thyroïdites aigues, nous ne
pensons pas, que la résolution puisse se produire lorsqu'il y a du pus Les cas de thyroïdites tièdes à répé-
tition sont plutôt des strumites Nous n'avons pas
trouvé d'observation relatant la résolution d'une thyroïdite suppurée et nous ne pouvons pas en rapprocher
celle de Duguet, d'ailleurs si douteuse, que nous ne la
rapportons pas

CHAPÍTRE VI

Variétés cliniques et étiologiques

Nous venons de décrire les symptômes habituels des thyroïdites aiguès suppurées; cependant il peut y avoir quelques variations suivant la prédominance de tel ou tel symptôme ou suivant la nature de l'affection causale, aussi décrirons nous quelques formes cliniques et étiologiques

1° *Thyroidites suffocantes* — Le début est brusque, à grand fracas, tous les symptômes sont au maximum; la température est élevée; la dysphagie absolue, mais ce qui domine la scène c'est une dyspnée extrêmement intense avec de la cyanose du visage et des extrémités Les phénomènes s'accroissent rapidement et si l'on n'intervient pas, le malade succombe par asphyxie Parfois on doit avoir recours à la trachéotomie (obs de Robertson)

D'ailleurs, malgré l'intervention, ces formes restent graves, car elles sont le plus souvent sous la dépendance d'une infection puerpérale très virulente Les strumites suffocantes sont encore plus fréquentes et plus graves que les thyroïdites, il est vrai que dans la forme que

Charvot appelle « goitre aigue infectieux », la simple
incision amende tous ces symptômes, car l'infection
causale est en général atténuée

Nous ne parlerons pas de la forme des *thyroïdites
disséquantes* ou *gangréneuses*, car ce sont plutôt des
complications de goitres et nous n'en rapportons pas
d'observation.

2° *Thyroïdites typhiques* — Elles sont assez rares,
bien que nous en rapportions six observations; car les
cas de simples thyroïdites et surtout de strumites sont
beaucoup plus nombreux et il serait facile d'en réunir
une centaine Certains auteurs, entre autre Coissard,
prétendent même que presque toujours il y a un goitre
préexistant

Elles apparaissent le plus souvent pendant la convalescence (obs de Détrieux, Boucher, Coissard), mais
elles peuvent être beaucoup plus précoces Dans le cas
de Laveran, quinze jours avant la typhoïde, le malade
eut un goitre aigu, et la thyroïdite suppurée ne se produisit qu'un mois et demi après la typhoïde Notons
aussi que dans l'observation de Géza-Gali, la suppuration ne se produisit que vingt-et-un ans après la
typhoïde et cependant le pus renfermait du bacille
d'Eberth pur, ce qui démontre bien l'origine de l'affection La gravité de la dothienenthérie n'a non plus
aucune importance, puisque on peut voir des inflammations thyroïdiennes dans des infections éberthiennes
tout à fait atténuées.

En général, les thyroïdites typhiques sont *bénignes*
et par leurs symptômes et par leur évolution Toutes

celles que nous rapportons ont guéri rapidement après l'ouverture de l'abcès Nous avons vu qu'elles pouvaient évoluer en plusieurs poussées (Laveran, Géza-Gali) Le pus nc présente 1ien de particulier, 1l est bien lié, jaune ou un peu grisâtre La typhoide peut être prolongée par cette localisation seconda11e, mais son pronostic n'en est guère aggravé

Avec Coissard, il faut distinguer au point de vue bactériologique

a) Des thyroïdites suppurées à bacilles d'Eberth (obs Géza-Gali);

b) Des thyroïdites suppurées à infections secondaires (staphylocoque, bac coli, streptocoque associés ou non à l'Eberth (peut-être obs Testevin);

c) Des thyroïdites suppurées à pus stérile (obs Coissard);

d) Des thyroïdites suppurées à bacilles d'Eberth, mais sans fièvre typhoide cliniquement marquée (obs Rispal).

Dans ce cas, comme le fait remarquer Rispal, non seulement il peut y avoir absence de symptômes intestinaux, mais il faut bien savoir que même alors il peut exister des lésions iléo-cœcales

En terminant, notons que les thyroïdites aiguës suppurées à causes mal définies, sont peut être sous la dépendance de typhoïdes frustes;

3° Thyroïdites post-pneumoniques — Elles seraient plus rares que les typhiques, bien que nous en rappor-

tions six cas Ici encore le goitre a une influence marquée et les strumites sont plus fréquentes, cependant
Sâbitt, en 1907, ne pouvait relever que 29 cas de thyroïdites ou strumites post-pneumoniques

D'après Sâbitt, on trouverait le pneumocoque pur
dans 45 % des cas, les autres étant dus à des associations microbiennes Dans nos 6 observations, 4 fois il
y avait du pneumocoque pur, une fois seulement du
pneumocoque associé à du streptocoque, Goubareff ne
rapporte pas l'examen bactériologique Cette fréquence
coïncide avec la fréquence de la présence du pneumocoque dans le sang.

Cette complication apparaît ordinairement au moment de la défervescence de la pneumonie et parfois,
surtout quand elle ne suppure pas, elle a une durée de
huit à dix jours Quelquefois cependant, elle se produit
plus tard, comme dans la plupart de nos observations
et elle ne se déclare que dix jours à trois semaines après
ou même vingt-quatre jours après le début de la pneumonie dans le cas de Lion et Bensaude

L'évolution est souvent d'allure sub-aiguë assez bénigne, sauf quand il y a des associations microbiennes
où alors le tableau est plus sérieux Le pus se forme
assez lentement et ne devient évident qu'une dizaine
de jours après le début de l'affection, c'est à ce moment
que l'on ouvre l'abcès D'ailleurs, celui-ci se forme assez
fréquemment, car ces thyroïdites suppurent relativement souvent Le pus est épais, glaireux, compact La
guérison survient rapidement

On a pu trouver du pneumocoque pur dans un abcès

thyroïdien survenant à la suite de grippe ou encore d'embarras gastrique (Tavel)

D'après Sâbitt, les thyroïdites, à la suite de pneumonie unilatérale se produiraient fréquemment dans le lobe homonyme du poumon atteint,

4° *Thyroïdites puerpérales* — Elles sont plus rares depuis l'asepsie et peuvent se produire après un accouchement ou après un avortement Elles sont extrêmement graves et sur les 3 cas que nous rapportons, il y a eu 2 morts, celle-ci peut se produire soit par asphyxie et nous avons vu, en effet, que les thyroïdites suffocantes étaient souvent d'origine puerpérale, soit plutôt par l'intensité de l'infection causale, la thyroïdite n'étant qu'une localisation dans la pyohémie extrêmement grave qui emporte la malade Ainsi, l'accouchée de Basso présentait des abcès miliaires dans le cœur et les reins, et la malade de Grimoud avait des abcès cutanés et une collection dans le médiastin Seule, la malade de Lecène et Metzger guérit, mais il est vrai que chez elle, l'infection puerpérale, longue à s'établir, fut assez atténuée.

Ces thyroïdites apparaissent quelques jours après l'accouchement, dans les cas très graves, l'apparition est plus rapide (deux jours dans le cas de Grimoud) En général, elles débutent à grand fracas par un violent frisson Les symptômes sont graves, la dyspnée est intense Dans l'observation de Lecène et Metzger, les phénomènes furent au contraire de moyenne intensité

Dans les strumites, l'évolution n'est pas toujours

fatale, il semble qu'il se produise au niveau du goitre un véritable abcès de fixation influençant favorablement la maladie

On trouve toujours du streptocoque dans les thyroïdites puerpérales On peut trouver encore ce microbe dans le pus des thyroïdites post-pneumoniques ainsi que nous l'avons vu, et aussi dans les thyroïdites survenant au cours de la coqueluche (Collet)

Nous ne parlerons pas des formes *rhumatismales* ou *palustres* des thyroïdites, car elles ne suppurent jamais.

CHAPITRE VII

Complications. — Pronostic

Les thyroïdites aiguës suppurées présentent peu de complications Nous verrons, en effet, que leur pronostic est, en général, bénin et que la plupart des accidents que l'on observe sont dus à la maladie causale et non à la thyroïdite.

C'est ainsi, par exemple, que nous ne pouvons considérer comme une *complication générale* les abcès métastatiques observés au niveau de la peau, du médiastin (Grimoud), du cœur et des reins (Basso), du cou-de-pied (Letulle et Leconte), du tibia (Lannelongue). Ce sont là des manifestations d'une pyohémie dont la thyroïdite est une localisation et non la cause. Elles sont toutes dues à une infection générale

De même la suppuration est en général de courte durée, aussi n'observe-t-on jamais à la suite de thyroïdite, la dégénérescence amyloïde signalée dans la suppuration des vieux goitres La broncho-pneumonie est aussi une complication des goitres suppurés et non des thyroïdites.

Nous devons cependant signaler les phénomènes dus

à l'hyperthyıoïdation, à la dysthyıoïdation et l'athyroï-
datıon survenant dans toute thyroıdıte Ce sont même
plutôt des symptômes et ce n'est que lorsque ıls attei-
gnent une certaıne ıntensıté, qu'on peut les consıdérer
comme une vérıtable complıcatıon Géza-Gah a sıgnalé
tous les sıgnes du goıtre exophtalmıque dans un cas de
thyroıdıte aıguè et ces sıgnes ont dısparu, tandis que la
thyroıdıte guérıssaıt Tavel ıapporte une observatıon
où les phénomènes sympathıques étaient très accentués,
surtout du côté de l'œıl et du vısage

Récemment, Parısot a attııé l'attentıon sur ces *com-
plıcatıons cardıo-vasculaıres* des thyıoıdıtes aıgues et
ıl cıte une observatıon que nous aurıons pu peut-être
rapporter Il n'y avaıt, ıl est vraı, que deux abcès gros,
comme des têtes d'épıngle, maıs sı la malade n'étaıt pas
morte aussı rapıdement, la glande auraıt propablement
suppuré Ces phénomènes se rapprochent de ceux observés dans le goıtre exophtalmıque Parısot insiste sur
la *tachycardıe*, sur *les troubles vaso-moteurs* et sur
l'abaıssement de la pressıon artérielle ensemble de
sıgnes quı peut aller des sımples *palpitatıons* cardiaques à l'*hyposystolie*

Enfin, aınsı que Lecène et Metzger le font remar-
queı, « jusqu'à présent on ne connaît pas d'observatıon où une thyroıdıte aigue ayant amené la destruction
par suppuıatıon du corps thyroıde, se soıt accompagnée par la suite de myxœdème » Celui-ci se pro-
duıt suıtout dans les cas à évolutıon lente et pıolongée,
aınsı que cela se voıt dans la tuberculose ou la syphilis,
maıs peut se voıı aussı dans les thyroïdıtes aiguës sans

suppuration, qui amènent une véritable sclérose de la glande.

Parmi les *complications locales*, nous citerons d'abord les phénomènes *de compression* qui se voient plutôt dans les goitres Cependant dans les thyroïdites puerpérales, la compression subite de la trachée peut amener la mort par asphyxie.

Les *suppurations propagées* sont aussi assez rares, la gangrène ne se voit plus

Les *migrations anormales* sont dues au retard ou à l'insuffisance de l'intervention chirurgicale. Le pus peut s'ouvrir à la peau (Détrieux) ou dans les voies naturelles trachée ou œsophage (Laveran) en *perforant* ces organes L'ulcération des vaisseaux, de la trachée, de l'œsophage, se voit surtout dans les suppurations torpides et prolongées des vieux goitres il en est de même des migrations à distance, dans la plèvre, le médiastin, car dans l'observation de Grimoud, il s'agissait d'un abcès du médiastin concomitant de la thyroïdite et non d'une thyroïdite évoluant vers le médiastin.

Nous venons de voir qu'en somme, les complications graves des thyroïdites aigues sont assez rares, aussi le pronostic de cette affection est-il en général *bénin* Nous sommes frappés de la rapidité avec laquelle survient la guérison après l'ouverture de l'abcès et de la simplicité des suites opératoires Le plus souvent, dix à quinze jours après l'incision tout est fini sans incident. Nous rapportons, il est vrai, 3 morts sur 26 observations, et ce pourcentage peut paraître assez sombre à première vue Or il n'en est rien quand on recherche les causes **de la mort.**

Nous voyons que, dans les cas de Basso et de Grimoud, la mort est due à l'intensité de l'infection puerpérale Le malade de Tavel est mort de pleuro-pneumonie et ce n'est qu'à l'autopsie qu'on a trouvé des abcès thyroïdiens Ici encore, la thyroïdite ne peut être en cause

Enfin, notons en terminant, qu'on a signalé l'influence heureuse d'une thyroïdite suppurée sur un goitre préexistant et qui disparaissait à la suite de cette complication.

CHAPITRE VIII

Diagnostic

Ici encore, nous ne ferons le diagostic que des thyroïdites aigues suppurées, laissant toutes les autres formes
de côté L'absence d'un goitre préexistant ne faci-
litera pas le diagnostic du *début*. La douleur particu-
lière, l'attitude de la tête, le picotement de la gorge, la
gêne de la respiration et surtout la dysphagie, pourront
en imposer pour une *angine aigue*, la tuméfaction cervicale représentant l'adénite *sterno-mastoïdienne*. Ces
signes, joints à l'empâtement de la région cervicale,
surtout lorsque celui-ci est latéral comme dans les cas,
fréquents au début, où un seul lobe est pris, pourront
faire penser à un *adéno-phlegmon carotidien*, à un
torticolis-inflammatoire, mais ici le muscle sterno-
cléido-mastoïdien serait contracturé, à un *phlegmon
périhyoïdien* symptomatique d'un *œdème aigu infectieux du larynx* ou encore à un *phlegmon large du cou.*

Quand la thyroïdite est la première manifestation de
l'infection causale ou que celle-ci passe inaperçue avant
que la glande ne soit tuméfiée, et que les seuls signes
sont surtout des phénomènes généraux d'infection, on

peut croire à une maladie infectieuse quelconque, et Bérard rappelle un cas de Poncet où on avait d'abord fait le diagnostic de fièvre typhoïde

Mais bientôt la tuméfaction de la glande, sa forme qui rappelle celle de la thyroïde normale, jointes à une palpation délicate et à ce fait que la tumeur se meut avec le larynx au moment de la déglutition, permettent une *localisation exacte* du foyer inflammatoire, et on peut alors affirmer que l'on a une affection de la thyroïde Les troubles de la *sécrétion thyroïdienne* que nous avons signalés, aideront à cette localisation

Nous ne nous occuperons pas, en effet, de cas très discutés de *thyroïdes accessoires* ou de *goitres aberrants*, puisque nous n'en rapportons pas une seule observation Il faut cependant savoir que l'on peut trouver des thyroïdes aberrantes et qu'il n'y a pas d'impossibilité à ce qu'elles suppurent Nous pensons que dans ces cas, le diagnostic ne peut se faire que par l'examen histologique d'une partie de la tumeur.

Nous ne ferons pas non plus le diagnostic avec les phlegmons ligneux du cou, l'actinomycose du cou, la périchondrite suppurée du larynx ou l'épithélioma branchial des vieillards Ce sont là des affections qui ne peuvent être confondues qu'avec les thyroïdites torpides que nous n'étudions pas ici

Donc, la localisation exacte de la maladie à la thyroïde étant faite, il nous reste à savoir *quelle est cette affection de la thyroïde* Les antécédents, les conditions d'apparition de la tuméfaction, les douleurs pourront, en général, faire écarter les *formes discrètes congesti-*

ves de la thyroïde que l'on voit chez les rhumatisants
ou les paludéens, et les *congestions réflexes* de la menstruation. On éliminera aussi les congestions d'effort, et
les thyroïdites toxiques à la suite d'ingestion de phos-
phore, d'iode, d'iodure de potassium, etc. *Une hémorragie dans un petit goitre kystique* ignoré sera éliminé
par l'absence de phénomènes infectieux.

Le diagnostic est plus difficile avec le *cancer aigu
des jeunes sujets*, car la progression est rapide, l'adhé-
rence aux téguments est précoce et les douleurs très
vives, l'évolution permet de reconnaître ces deux affections, mais parfois il est nécessaire de faire, comme
Billroth, une incision exploratrice.

Quand la thyroïdite est reconnue, il faut savoir
si elle est suppurée. Ceci est quelquefois très difficile.
Nous avons vu que la fluctuation était très rarement ou,
en tout cas, très tardivement perçue Quand il y a du
pus, la peau est peut-être plus rouge, plus œdématiée,
l'empâtement est plus grand, les douleurs plus vives

Souvent il est nécessaire de faire une ponction exploratrice qui n'offre aucun danger et rappelons, en tout
cas, que dans le doute, il vaut mieux intervenir, car il
est moins dangereux d'inciser proprement une glande
qui ne contient pas du pus, que de laisser celui-ci fuser
à distance.

A la *période d'état* quand on a fait le diagnostic de
suppuration, on peut se demander s'il s'agit d'une *strumite* ou d'une *thyroïdite.* En dehors des antécédents
goitreux, il faut se rappeler avec Lublinski, que dans
la thyroïdite, la glande ne prend jamais ces dimensions

énormes qu'on voit dans les goitres; jamais dans les goitres, la tuméfaction ne présente cette forme caractéristique de fer à cheval comme dans les thyroïdites généralisées. Les adhérences sont de règle dans le goitre enflammé, plus rares dans la thyroïdite.

Le plus souvent, un seul lobe est pris au début. Enfin à l'intervention, on trouve dans le goitre de petits kystes.

Le diagnostic étiologique est aussi important à faire, car nous l'avons vu, il commande le pronostic. En général, la maladie causale, facilement reconnue, permettra de savoir qu'elle est l'origine et la nature de la thyroïdite Mais, parfois, cette cause n'apparaît pas et c'est le laboratoire qui permet seul de faire le diagnostic en examinant le pus de l'abcès thyroïdien. Rispal insiste avec raison sur l'importance du laboratoire pour reconnaître, par exemple, les thyroïdites post-typhiques sans fièvre typhoïde cliniquement reconnue

CHAPITRE IX

Traitement

────────

Nous serons brève sur le traitement des thyroïdites aiguës suppurées, car il se résume en ces mots *évacuation du pus le plus tôt et le plus largement possible* par une *simple incision* qui est la méthode de choix

Au *début*, alors que la suppuration ne s'est pas encore produite, on fera le *traitement général* de toutes les infections : purgatifs salins ou calomel, antipyrine, pyramidon, quinine *Localement* on appliquera des cataplasmes ou des compresses chaudes, ou au contraire de la glace, ce qui n'est pas très aisé dans cette région On pourra essayer d'obtenir la résolution en faisant des frictions à l'onguent napolitain.

Si l'on soupçonne l'origine rhumatismale ou palustre de l'affection, on administrera du salicylate de soude ou de la quinine.

Il faudra se méfier des iodures qui à eux seuls peuvent donner lier à des thyroïdites aiguës.

On pourra peut-être ainsi obtenir la résolution dans certains cas, qui auraient suppuré sans cela.

Mais dès que le pus est simplement soupçonné, il

faut l'évacuer aussitôt, car souvent il peut se produire des accidents d'asphyxie brusques et graves. Ceux-ci sont plus fréquents, il est vrai, dans les strumites.

Pour évacuer ce pus, on peut avoir recours à la *ponction* ainsi que l'a pratiquée Duguet avec succès. C'est là un moyen certes insuffisant, cependant il nous semble qu'il mériterait d'être conservé, car il a sur l'incision, l'avantage de ne pas laisser de cicatrice, ce qui est très appréciable dans cette région, surtout chez les femmes Évidemment il ne faudrait ponctionner que les thyroïdites assez bénignes, peu virulentes, mais nous ne voyons pas pourquoi, puisque les pleurésies purulentes à pneumocoques guérissent souvent par simple ponction, une thyroïdite à pneumocoques ne ferait pas de même. Récemment Calot a proposé d'appliquer sa méthode de ponction dans les abcès froids aux abcès chauds, et il aurait obtenu des résultats heureux. Nous croyons que cette méthode, avec l'instrumentation de Calot, mériterait d être essayée dans les thyroïdites bénignes à pneumocoques ou à bacilles d'Eberth, par exemple, qui guérissent si simplement et si rapidement. On pourrait dissimuler le point d'introduction du trocart dans un pli de flexion du cou, ce qui fait que la cicatrice serait tout à fait invisible.

Bien entendu, nous ne proposons cette méthode que pour les thyroïdites et non pour les strumites, car, ici, la coque fibreuse du goître se prêterait moins bien au rapprochement nécessaire des parois

Quoi qu'il en soit, l'intervention classique est l'*incision* de l'abcès au point le plus fluctuant, comme dans

tous les abcès chauds La ligne d'incision sera, soit oblique et parallèle au bord antérieur du muscle sterno-
cléido-mastoïdien, soit en cravate si les deux lobes sont
pris Dans ce dernier cas, elle se dissimulera dans un
pli de flexion du cou, car il faut toujours songer à l'es-
thétique.

On traitera cet abcès comme un abcès chaud ordi-
naire, c'est-à-dire qu'après avoir largement ouvert toutes ses cavités, ses anfractuosités, on pourra faire un
lavage à l'eau oxygénée ou un attouchement à la teinture d'iode On placera un drain et l'on fera régulière-
ment les pansements Nous avons vu que la guérison
survenait très rapidement, le drain sera raccourci
quand il sera repoussé par les bourgeons charnus, puis
enfin enlevé.

S'il existait une vaste suppuration ou de la gangrène,
on ferait des contre-ouvertures.

Nous ne croyons pas que la *thyroïdectomie* primitive
ou secondairement précoce préconisée par Kümmel,
Jaboulay et Delore dans la thèse de Deleuil soit ici de
mise, car vraiment toutes les thyroïdites guérissent
trop simplement par simple incision Cette méthode
doit être réservée aux strumites Nous rapportons bien
un cas de *thyroïdectomie totale*, mais c'est là pour nous
une opération inutile, car il n'est pas nécessaire d'enlever la thyroïde dans les thyroïdites suppurées, et l'on
sait les terribles conséquences qu'entraîne cette opération Tout au plus, pourrait-on faire comme Lepetit une
thyroïdectomie partielle consistant à enlever les blocs
sphacélés.

Des complications, celles qui demande le traitement
le plus urgent, c'est l'asphyxie. Nous avons vu qu'elle
était assez rare On évacuera le pus immédiatement, et
si cela ne suffit pas à amender les symptômes, on se
résoudra à la *trachéotomie* bien que celle-ci soit dan-
gereuse par la broncho-pneumonie qui lui fait suite
presque fatalement. Celle-ci a été pratiquée *in extremis*
par Grimoud et une fois avec succès par Robertson.
Dans les cas très rares de suppuration à distance, par
exemple, de propagation dans le médiastin, on pourra
être appelé à pratiquer des opérations complexes entre
autres des résections du manubrium sternal ou la trépanation du corps du sternum

Enfin, notons que l'ouverture d'un abcès thyroïdien
peut et doit se faire à l'*anesthésie locale* avec la solution
de novocaïne-adrénaline par exemple (novocaïne 1 pour
200, adrénaline 1 goutte par centimètre cube) C'est là
un gros avantage de l'anesthésie locale, surtout quand
l'asphyxie menace et que le chloroforme ou l'éther seraient dangereux

CONCLUSION

On appelle *thyroïdite* l'inflammation qui frappe une glande thyroïde saine par opposition aux *strumites* qui sont l'inflammation d'une glande primitivement goitreuse. Nous avons étudié simplement les *thyroïdites aiguës suppurées*

Celles-ci sont très rares, nous n'avons pu en réunir que 26 observations éparses, dans la littérature médicale; parmi elles, plusieurs incomplètes appartiennent peut-être à des strumites

Ces thyroïdites sont toujours *secondaires* à une infection ayant son point de départ en un autre point de l'organisme Les causes les plus fréquentes sont la typhoïde, la pneumonie, l'infection puerpérale; mais on en trouve aussi après une angine, la grippe, la rougeole, la diphtérie, la coqueluche. Parfois, la cause est inconnue et la thyroïdite semble être toute la maladie, — dans ce cas l'examen bactériologique du pus permettra de reconnaître l'infection causale On a vu ainsi des thyroïdites après une fièvre thyphoïde, cliniquement absente.

Les microbes que l'on trouve dans le pus sont : le

pneumocoque, le streptocoque, le staphylocoque, le bacille d'Eberth. Une fois le pus était stérile. L'infection se fait ordinairement par voie sanguine

Les lésions se traduisent par de la congestion de la glande et un abcès souvent unique, pas très volumineux et dont la cavité est assez régulière On observe aussi des lésions de dysthyroïdation

Le début est en général brusque et survient souvent pendant la convalescence de la maladie causale Les symptômes traduisent l'infection de la glande On observe des phénomènes de compression de la trachée, de l'œsophage, des vaisseaux et du sympathique, avec, parfois, des troubles rappelant ceux du goitre exophtalmique et dus aux lésions de dysthyroïdation

L'évolution est souvent bénigne, le pus se forme dans quelques jours et après l'ouverture de l'abcès, la guérison survient rapidement.

Parfois, quelques symptômes prédominent; d'autres fois, la cause donne une évolution spéciale, aussi il faut décrire une forme *suffocante* qui peut se terminer par l'asphyxie, des formes *post-typhique et post-pneumonique,* qui sont bénignes, et une forme *puerpérale* très grave

Les complications assez rares, sont surtout dûes à la compression et, rarement, à la migration anormale du pus qui peut s'ouvrir dans les conduits aériens ou dans l'œsophage Les plus graves complications sont dues à l'infection causale, la thyroïdite n'étant qu'un épiphénomène au cours de cette infection.

Le pronostic est bénin et la guérison survient rapidement C'est là ce qui caractérise ces thyroïdites aiguës suppurées. Seules, les formes puerpérales sont graves et souvent mortelles On n'a pas observé à leur suite de myxœdème

Le diagnostic sera, au début, assez difficile, mais le plus souvent les signes très nets permettent d'affirmer une thyroïdite Il sera parfois délicat d'éliminer une strumite développée sur un petit goitre.

Le traitement classique est la simple incision avec drainage, suivie de pansements comme pour tous les abcès chauds La thyroïdectomie doit être rejetée comme inutile.

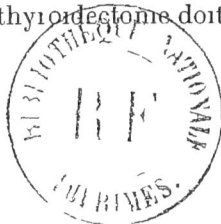

BIBLIOGRAPHIE

Nous ne citons ici que les travaux intéressant directe-
ment les thyroïdites aiguës suppurées.

A BASSO. — Les thyroïdites aigues Thèse Paris, 1892.

BAUCHET. — De la thyroïdite (goitre aigu) et du goitre
enflammé (goitre chronique enflammé) (*Gaz
hebd. de méd et de chir* , 1857, t IV, pp. 19, 52,
75 et 92.)

L BÉRARD. — Art Corps thyroïde *in* « *Nouveau traité
de Chirurgie* » de Le Dendu et Delbet.

W. BOLTER. — 44 Beobachtungen von Strumitis. Diss.
Zürich, 1905.

BOUCHER. — *Archives de médecine militaire*, 1886.

BRON. — *Revue de thérapeutique médico-chirurgicale*,
1862.

CHARVOT. — Étude clinique sur les goitres sporadiques
infectieux. (*Revue de chirurgie*, 1890, p. 701.)

COISSARD. — L'infection eberthienne et la glande thyroïde. Thèse Lyon, 1902.

COLLET. — Thyroïdite suppurée au cours d'une coqueluche. (*Lyon médical*, an. XIII, t. CXV, 41, 9 oct.
1910, pp. 601-602.)

CRISPINO — Le corps thyroïde dans les infections et intoxications expérimentales (*Giornal del Associat. napol dei medici naturali*, t XII, 3)

DELEUIL. — Thyroïdectomie dans les thyroïdites aiguës suppurées Thèse Lyon, 1902

DELORE — *In* thèse *Deleuil*

DÉTRIEUX — Considérations sur la thyroïdite ou inflammation aigue de la glande thyroïde. Thèse Paris, 1879

G. DURANTE — Thyroïdite suppurée à pneumocoques *Bulletin de la Société anatomique de Paris.* Juillet 1894 p 548

GALI (Géza) (Budapest) — Strumite suppurée tardive post-typhique et maladie de Basedow consécutive (*Deutsche med. Wochenschrift*, n° 27, 1913 , pp. 1302-1304)

H. GALTIER — De la thyroïdite aiguë primitive Thèse Paris, 1881

GOUBAREFF — Voènno-Medizinsky (*Journal* 1908, n° 6, pp. 255 à 260)

GRIMOUD — *Toulouse-Médical*, 15 mai 1907, pp. 114-116

JEANSELME. — Thyroïdites et strumites infectieuses (*Revue générale. Gazette des Hôpitaux*, n° 15, 1895, p. 133.)

TH JONNESCO — Thyroïdite suppurée. (*Bull et Mém. de la Société de chirurgie de Bucarest*, 1898, n° 2, p. 90.)

LANNELONGUE. — *In* thèse Rascol.

LAVERAN. — *In* Chavrot.

Lébert. — Die Krankheiten der Schildruse und ihre Behandlung. Breslau, 1862.

Lecène et Metzger. — Les thyroïdites aiguës au cours de l'infection puerpérale. *Annales de Gynécologie et d'Obstétrique*, février 1910, pp 76 à 87.

Lepetit. — Thyroïdite suppurée. (*Société de médecine de Gannat in Province Médicale*, 1909, p. 61.)

Letulle et Lecomte — *Bull. et Mém. de la Société méd. des hôpitaux de Paris*, n° 35, 25 nov. 1909, pp. 618-622.

Lion et Bensaude. — Thyroïdite à pneumocoque post-pneumonique. (*Bulletin de la Soc. anat.* Paris, 1894, p. 434.

Lublinski. — Thyroïdite aigue non suppurée. Revue générale. (Berliner Klin. Wochenshrift, n° 18, 1913; pp. 834 à 837.)

Marchand (G) — Thyroïdite à pneumocoque. Compte rendu du cinquième Congrès français de chirurgie, d'après *Mercredi médical*, 8 avril 1891, p. 168.

J Parisot. — Les thyroïdites aiguës et leurs complications cardio-vasculaires. (*Presse médicale* n° 37, 1910)

Pinchaud. — Des thyroïdites aiguës dans la convalescence de la fièvre typhoïde. Thèse Paris, 1881.

Rascol. — Contribution à l'étude des thyroïdites infectieuses. Thèse Paris, 1891.

A. Rispal. — Thyroïdite suppurée à bacille d'Eberth sans fièvre typhoïde. (*Archives médicales de Toulouse*, 20ᵐᵉ année, n° 1, 1ᵉʳ janvier 1913.)

ROBERTSON (W Sibbald). L'inflammation aiguë de la glande thyroïde. The Lancet, 8 avril 1911, pages 1570-1573

ROGER et GARNIER — *Soc. de biologie,* 1er oct. 1898 et Thèse de Garnier La glande thyroïde dans les maladies infectieuses, Paris, 1899.

SABITT (Mahgout Ahmad) — Contribution à l'étude des thyroïdites d'origine pneumococcique. Thèse de Genève, 1907.

TAVEL. — Uber die Aetiologie der strumitis, Bâle, 1892

TESTEVIN. — *Archives de méd. et de pharm. militaires,* 1899

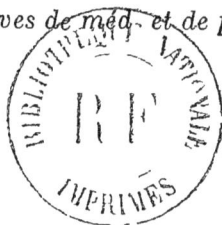

Toulouse. — LH DIRION, libraire, rue de Metz, 22.

.

www.ingramcontent.com/pod-product-compliance
Lightning Source LLC
Chambersburg PA
CBHW071520200326

41519CB00019B/6017